谨以此书献给

北京协和医院建院九十周年

北京协和医院

PEKING UNION MEDICAL
COLLEGE HOSPITAL
1921

经肛门内镜微创手术

TRANSANAL ENDOSCOPIC MICROSURGERY

邱辉忠　主编

中国协和医科大学出版社

图书在版编目（CIP）数据

经肛门内镜微创手术/邱辉忠主编. —北京：中国协和医科大学出版社，2011.5
ISBN 978-7-81136-404-0

Ⅰ. ①经… Ⅱ. ①邱… Ⅲ. ①内窥镜-应用-肛门疾病-显微外科学 Ⅳ. ①R657.1

中国版本图书馆 CIP 数据核字（2011）第 071040 号

经肛门内镜微创手术

主　　编：邱辉忠
责任编辑：戴申倩

出版发行：**中国协和医科大学出版社**
（北京东单北大街 69 号　邮编 100005　电话 65260378）
网　　址：www.pumcp.com
经　　销：新华书店总店北京发行所
印　　刷：北京兰星球彩色印刷有限公司

开　　本：889×1194　1/16 开
印　　张：10
字　　数：170 千字
版　　次：2011 年 8 月第一版　2011 年 8 月第一次印刷
印　　数：1—3000
定　　价：98.00 元

ISBN 978-7-81136-404-0/R·404

编者名单

主编

邱辉忠	北京协和医院	教　授

主编助理

林国乐	北京协和医院	副教授
吴　斌	北京协和医院	副教授
肖　毅	北京协和医院	教　授

编著者（按编著章节为序）

邱辉忠	北京协和医院	教　授
周皎琳	北京协和医院	主治医师
林国乐	北京协和医院	副教授
吴　斌	北京协和医院	副教授
仲光熙	北京协和医院	主治医师
姜玉新	北京协和医院	教　授
秦明伟	北京协和医院	教　授
丛冠宁	北京广安门中医院	主治医师
贺　丹	天津医科大学附属肿瘤医院	主治医师
舒慧君	北京协和医院	主治医师
姚　方	北京协和医院	副教授
李　非	北京宣武医院	教　授
张钰鹏	北京宣武医院	主治医师
唐　帅	北京协和医院	主治医师
赵　晶	北京协和医院	教　授
夏立建	山东千佛山医院	教　授
吴　淼	北京协和医院	主管护师
孙曦昆	北京协和医院	护　师
马淑兰	北京协和医院	主管护师
潘志英	北京协和医院	主管护师
牛备战	北京协和医院	主治医师
吴文铭	北京协和医院	主治医师
史冬雷	北京协和医院	副主任护师
史莉娜	北京协和医院	护　师
蔡碧娥	北京协和医院	护　师
赵　刚	北京医院	副主任医师
黄美雄	北京医院	教　授
肖　毅	北京协和医院	教　授

主 编 简 介

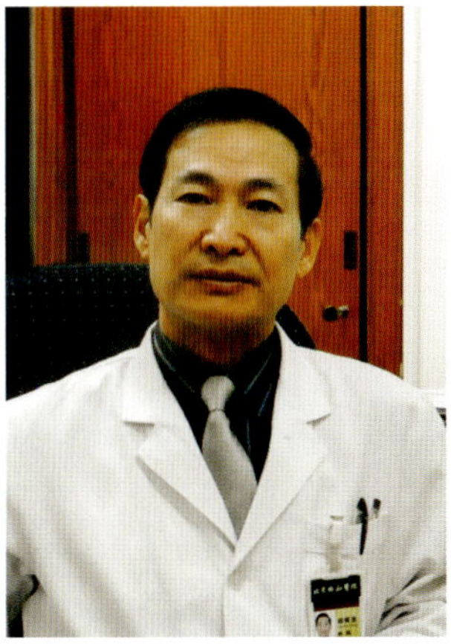

邱辉忠，男，生于1952年10月。北京协和医院基本外科主任，基本外科主任医师，外科学教授，硕士研究生导师。擅长胃肠肿瘤，尤其是结直肠肿瘤的诊断和治疗。

学习和工作经历：

1976年毕业于上海第一医学院医学系，分配到北京协和医院外科工作至今。历任北京协和医院外科住院医师、总住院医师，北京协和医院基本外科主治医师、副主任医师、副教授、主任医师、外科学教授。1990年曾赴日本九洲大学医学部任访问学者。

从20世纪90年代起，把工作和研究重点倾向胃肠肿瘤，尤其是结肠直肠肿瘤的诊断和治疗。1990年在国内首先研究和开展了经肛门括约肌径路的直肠外科手术（Mason手术），为中下段直肠疾病的外科治疗另辟了一条蹊径。此后在国内较早（1994年）开展了双吻合技术在直肠癌术中应用，结肠－肛管吻合技术（Parks术）在低位直肠癌保肛手术中的应用研究。近年来又相继开展了腹腔镜技术在结直肠癌术中的应用研究、生物可降解吻合环在肠吻合术中的应用研究、经盲肠回肠置管造口预防直肠癌术后吻合口漏的应用研究、中下段直肠癌术前放化疗（新辅助治疗）的应用研究、经肛门内镜微创手术（TEM）在直肠早期癌和良性肿瘤中的应用研究、经前会阴超低位直肠前切除术（APPEAR手术）在低位直肠癌中的应用研究等。从医三十多年在国内外各种医学杂志上发表学术论文100余篇，参与编写著作3部。荣获北京协和医院的多项医疗成果奖和科研成果奖。现兼任北京抗癌协会胃肠专业副主任委员，中国医师协会肛肠专业委员会常务委员，中华医学会外科分会结肠直肠肛门病学组委员，中国抗癌协会大肠癌专业委员会委员，中国老年学会老年肿瘤专业委员会常务委员，中华外科杂志、中华普通外科杂志、中华胃肠外科杂志、国际外科学杂志、癌症进展杂志、中国肛肠病杂志、中华普外科手术学杂志、中华现代外科学杂志等编委。

序言一

现代外科随着腹腔镜技术和器械的迅猛发展，20 世纪 80 年代德国医生 Buess 教授等首创的基于腹腔镜外科的 TEM（经肛门内镜微创手术）技术也得到了迅速的推广。近十年来，国内许多医院也相继引进并开展了该手术。该术式在直肠外科中可以广泛应用于直肠良性肿瘤和早期直肠癌等疾病的外科治疗，由于它具有视野清晰、创伤小、保留患者肛门括约功能、操作距离远（可远至距离肛门 20cm 以内的范围）等优点，是其他传统术式，如经肛门手术、Miles 手术、Dixon 手术等所无法比拟的，该术式的问世是对传统直肠外科手术方式的重要补充。

由邱辉忠教授带领的北京协和医院结肠直肠外科是国内最早开展 TEM 手术的单位之一，他们在数年内使用 TEM 手术诊治了大量的结肠直肠良、恶性肿瘤患者，积累了丰富的临床经验；在此基础之上，他们结合国内外文献编写此书，书中对 TEM 手术的历史发展、手术适应证、围手术期处理、临床应用进展等进行了全面、仔细的介绍。该书图文并茂、内容翔实，该书的编撰成功，必将对我国结直肠外科的发展起到促进作用。

中华医学会外科分会主任委员、北京协和医院院长

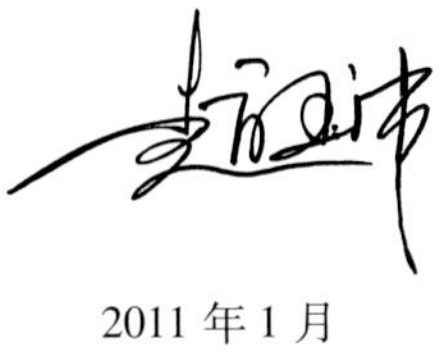

2011 年 1 月

北京

序 言 二

经肛门内镜微创手术（transanal endoscopic microsurgery，TEM）是集内镜、腹腔镜和微创三种先进技术于一身的新手术。自1984年Buess等首次报道后，经过外科学界同道们不断实践和创新，以及新技术、新设备在结直肠外科领域的应用，特别是与电视系统的结合，提高了外科操作的可视化程度，使得TEM发展尤为迅速。如今在外科实践过程中，已经积累了丰富的TEM经验，手术技术也基本成熟，不少手术或将成为结直肠外科首选术式，特别是对于病变局部切除，能够治疗传统手术器械不能完成的较高部位的病变，亦适宜于腹腔镜治疗相对困难的直肠中下段肿瘤的局部切除。经肛门内镜下可完成早期直肠癌、直肠良性肿瘤的切除、止血、缝合等系列精细操作，无皮肤切口、创伤小，效果良好，切除精确，在肛肠外科领域有着广阔的应用前景。

在外科临床实践中，相对于其他结直肠微创外科技术而言，TEM发展速度相对较慢，其原因除了TEM设备昂贵，更主要的是掌握该技术有着明显的学习曲线和国内结直肠外科医生对TEM的认识尚存不足，疑虑较多。北京协和医院基本外科邱辉忠教授于2006年在国内率先引进TEM技术，用于治疗直肠良性肿瘤及早期直肠癌，取得了满意的临床疗效。邱教授总结了数百例亲身经历的TEM手术经验，编撰而成《经肛门内镜微创手术》一书，将会对TEM技术在结直肠领域的推广普及、结直肠外科医生的培养带来重大意义。

本书全面系统地介绍了TEM手术在结直肠领域的应用，内容不仅包括手术技巧、作者本人的临床经验，还涵括了手术设备和仪器的介绍、适应证的探讨、可能发生的并发症及相应的处理等。其主要特点是理论结合实践，理论描述详实，实用主线突出；且图文并茂、内容新颖、形式多样、条理清晰、方便实用，是国内第一本阐述 TEM 的专业书籍，旨在帮助结直肠外科医生掌握 TEM 要点和成功应用所必需的各种技巧，是 TEM 初学者不可或缺的指南手册。

在 2009 年结直肠外科学术年会上，邱辉忠教授对其团队就 TEM 临床实践及相关研究进行了精彩的报告，深受与会者的普遍关注和好评。2010 年年中，辉忠教授来电，邀我为其新书作序。吾等在学术研究上难望其项背，为人处事上辉忠教授堪为吾等之楷模，为其新书作序，自愧难当此任。辉忠教授在结直肠外科领域，以重学术不浮夸，虽不善言辞却平易近人而深得同行的尊重。其严谨的治学态度、缜密的临床思维、丰富的临床经验、沉稳的处事风格，数年前不及半百之龄却被同事们尊为“邱老”，仅此足以见其为人谦和、稳健、严谨。我和辉忠教授相识多年，在许多方面皆有交流，获益匪浅。在其盛情相邀下，诚惶诚恐，以上为序。

中华医学会外科学分会结直肠肛门外科学组组长

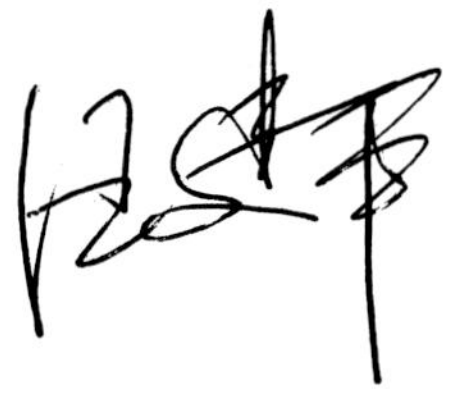

2011 年 1 月

广州

前　言

外科手术历来是外科医师治疗疾病的主要手段，然而复杂精细的手术操作又必须凭借手术器械和手术设备来完成，在强调外科医生必须具备良好手术基本操作技术的同时，手术器械和手术设备在手术操作中所起的重要作用是显而易见的，它可以使外科医生的手伸展到人类体腔的各个角落和腔隙进行治疗性操作。因此，设计合理、制造精良，以及性能卓越的手术器械和手术设备能帮助外科医生完成高难度的复杂手术，甚至可以完成以往传统操作无法完成的手术。纵观外科手术发展历史，实际上也是外科手术器械和手术设备的不断发展和完善的历史，在这段历史长河中，我们时常能看到，因某种先进手术器械和手术设备的出现和使用而从根本上改变了某一手术的方法和操作过程，同时也明显提高了手术的疗效和效率，如近年来双吻合器技术在直肠癌术中的使用使以往难以做到的低位结肠直肠吻合成为可能，而且在保证长期疗效的前提下，大大地提高了中下段直肠癌患者的保肛率。又如腹腔镜器械和设备的出现和应用使各种外科手术的过程和理念发生了深刻的、甚至是历史性的变化。因此，设计和创造完美精巧、功能优良的手术器械和手术设备来改进和完善手术操作，一直是外科医生的希望和追求。

长期以来，早期直肠癌的局部切除术由于各自报道的疗效大相径庭而饱受争议，尤其是近年来不少大宗长期随访的临床研究表明，早期直肠癌局部切除术后的复发率、死亡率远比从前所认识的为高。有研究显示，在 T1 和 T2 期直肠癌局部切除术后，预期局部复发率为 18% ~47%，预期 5 年生存率分别为 72% 和 65%。面对这样的结果，学者们众说纷纭，并对此展开了针对不同部位早期直肠癌之间的肿瘤生物学行为间的差别研究，T1 期直肠癌不同侵犯深度对肿瘤复发所产生的影响等研究，然而最让人吃惊的结果来自 Endreseth 和 Gopaul 的研究，他们的研究资料显示，在所有切下的标本中竟有 50% 的标本切缘有肿瘤组织的残留，这不得不让人怀疑经肛门直肠癌局部切除术这一使用最为普遍的术式的手术质量问题。众所周知，经肛门直肠肿瘤切除术是一种隧道式手术，虽然手术损伤小，但其提供的手术条件如术野显露、操作空间等都很有限，而且随着肿瘤距肛缘的距离越远，手术条件越差，手术操作将越困难，术者的意图有时很难精确到位，因此手术质量就大打折扣。而其他的直肠癌局部切除术式，如经腹部途径的切除术或经后路的 Kraske 手术，及经肛门括约肌途径的 Mason 手术均有这样或那样的缺憾或不足，它们或是手术创伤大、风险高，或是术后并发症多，并有肛门功能不全的危险。因此寻求一种手术条件优良，手术损伤小、风险低的直肠癌局部切除术就成为必然。

在 20 世纪 80 年代，德国外科医生 Gerhard Buess 和 Richard Worf 医疗器械公司共同发明和研制出了一套经肛门内镜下的显微手术系统即 transanal endoscopic microsurgery，简称 TEM。这是一种集现代腹腔镜、内镜和微创技术于一身的新手术。主要用于直肠和乙状结肠下段良、恶性疾病的局部治疗。同传统的直肠局部切除手术相比，TEM 具有优良的术野显露和足够大的操作空间，优良的手术条件加上性能卓越的手术器械使肿瘤局部切除等手术质量有了明显的提高，而微创手术效果使患者在术中出血、术后快速康复和缩短住院日等方面均比传统手术具有明显的优势，从而大大地改善了患者短期和长期的手术疗效。这一新技术一经问世便迅速传遍欧洲、北美和亚洲。我国香港特别行政区的广华医院在国内首先采用了该技术，并积极将这一新技术向中国大陆推广。2005 年左右这一技术被国内一些大医院相继采用。到目前为止，已有 300 例左右的病例接受了 TEM 的治疗。

《经肛门内镜微创手术》一书是目前国内第一本、也是唯一的一本专门介绍 TEM 技术的专业书籍。我们希望这本书的出版发行能给已经开展或正准备开展该项技术的广大医生和相关人员在专业技术上带来帮助和参考，更希望广大的患者朋友能从这一新技术中获益。参与本书编写的作者均为国内相关领域的专家，他们为本书的早日出版倾注了大量心血和精力，也为这一技术的推广和应用贡献了他们的才能和智慧。

在此我们要特别感谢中国医学科学院、北京协和医院名誉教授、德国 Tubingen 大学 Gerhard Buess 教授和香港广华医院蒙家兴教授，感谢他们亲临北京协和医院举办的 TEM 专题学习班，向中国内地的学员手把手传授 TEM 技术。我们亦感谢中华医学会外科分会主任委员赵玉沛教授、中华医学会外科学分会结直肠肛门外科学组组长汪建平教授百忙之中抽出时间通读全书，欣然提笔作序，盛誉以勉。

我们深信本书的发行将为 TEM 技术在中国内地的发展和普及起到积极的作用。

编　者

2011 年 1 月

北京

目　　录

第一章　经肛门内镜微创手术的发展史

对于低位直肠病变，人们从很早以前便自然地开始采用经肛门局部切除的手术方式。它简便、安全、创伤小，但却有着明显的局限性。首先，它所能处理的病变深度十分有限，仅限于肛管及下段直肠；其次，经肛门切除直肠肿瘤时，由于肛管口径有限，操作空间狭小；且切除平面与视线平行而非位于视野前方，致使手术显露不佳且操作困难，很大程度上影响了手术切除的质量。近期，不少研究结果显示，早期直肠癌经肛门局部切除术后的局部复发率远比早先所认为的高。这种传统的经肛门局部切除手术治疗早期直肠癌的合理性受到了质疑。

与经肛门局部切除术相比，经骶尾部入路的术式将手术范围向上延伸至直肠中段，并可提供更好的手术显露与更大的操作空间，治疗直肠腺瘤、小直肠癌的效果优于经肛门局部切除手术。自 1885 年 Kraske 最早提出经骶尾部入路的术式后，有众多医生尝试了类似的经骶尾或经肛门括约肌入路的手术方式，包括 Crowley、Bevan、Mason 等人，其中一些取得了不错的疗效。但这一手术入路对许多医生来说相对陌生，被他们认为有较高的并发症发生率，包括伤口感染、直肠皮肤瘘、肛门括约肌障碍等，因而只在小范围内被少数医生所采用。

因而对于长在直肠较高部位的病变，即使为良性病变或早期的直肠癌，患者也只能接受创伤性较大的、经腹腔入路手术。术中需游离、切开直肠系膜，如经腹直肠前切除术。

20 世纪 80 年代初，德国 Gerhard Buess 教授发明，并与 Richard Wolf 医疗器械公司共同开发出了一套手术用直肠镜系统，即经肛门内镜下微创手术（transanal endoscopic microsurgery，TEM）技术（图 1-1）。其设计的初衷与其他微创手术相似，是希望通过比传统术式更加安全、损伤小的手术入路治疗直肠疾患，特别是进行经肛门无法完成的中高位直肠手术。TEM 能通过黏膜下切除或全层切除，治疗距肛缘 20cm 以内的直肠腺瘤，以及经过恰当筛选的早期直肠癌，并可在病变切除后直接进行创面的缝合。此外，TEM 下还能完成环肠腔病变的节段性切除与再吻合。TEM 技术不仅将手术范围向上延伸至远段乙状结肠，且由于其巧妙、精细的设计，使术者可在充气、扩展开的肠道内，通过双目镜所带来的放大、清晰、三维立体的视觉效果或内镜成像系统的显示器画面，运用精细的器械实现腔镜手术中的各种操作，包括切割、止血、缝合等，并可使用超声刀、双极电凝等器械（图 1-2）。从而显著提高了局部切除手术的质量。大量研究显示，与传统的局部切除手术相比，

TEM 条件下的直肠癌局部切除术患者的肿瘤学结局有显著的提高。同时，患者在术后恢复迅速，住院时间短，并可完全避免伤口疼痛、感染等问题。

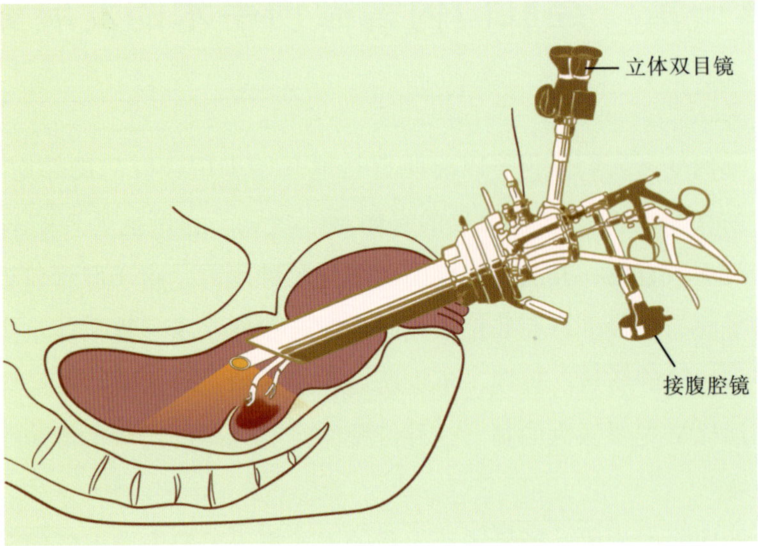

图 1-1　TEM 手术系统示意图

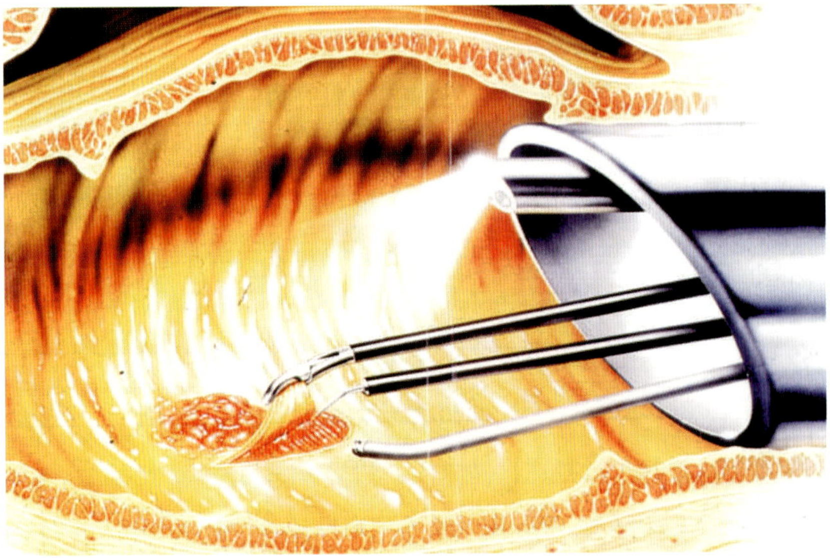

图 1-2　TEM 手术操作示意图（局部）

然而与其他腔镜手术相比，TEM 具有一些不同的特点。

①TEM 采用的双目镜系统可提供高清晰的立体图像，对物体深度的感知是其他腔镜系统条件下所无法实现的；②TEM 的器械在操作过程中处于相互平行的状态，手术操作难度

大，多数人需要接受一定的培训与练习方可熟练掌握；③与腔镜手术相比，需要通过 TEM 技术来治疗的病例、病种相对有限。

正是由于其使用频率较低而技术难度较大，加上设备购置的经费要求，造成 TEM 技术的推广相对缓慢。最初仅在欧洲，特别是德国和意大利得到广泛接受。近年，随着腹腔镜手术的普及，人们逐渐习惯于看着监视器、采用长柄的腔镜器械在相对狭小的空间里进行操作的手术模式，从而促使 TEM 技术逐渐被人们所接受。北美及其他地区越来越多的大型教学医院与结直肠专科医院开展了这项技术，取得了满意的效果，且十分安全、可靠。特别是使一些低位的早期直肠癌患者得到了明显的益处，避免了永久性肠造口的痛苦。

随着我国的经济发展，居民的饮食结构、生活习惯不断发生变化。近40 年来，我国的结直肠癌发病率逐年上升。特别是在经济发达地区，发病率已接近西方发达国家的水平。成为继肺癌、胃癌之后我国第三位高发的恶性肿瘤。

目前，结直肠腺瘤与腺癌的序列关系已基本得到公认。结肠直肠癌患者中有许多被发现同时合并大肠腺瘤或息肉。临床研究显示，定期行结肠镜检查，切除腺瘤及息肉样病变的患者，直肠癌的发病率显著降低。另一方面，一半以上的大肠癌发生于直肠至乙状结肠段。而对于该部位的肿瘤，即使是那些大的良性腺瘤或早期直肠癌，传统的手术方式也往往会显著影响患者的生活质量，甚至带来永久性的肠造口。

然而，如今我们又有了另一种选择。TEM 在设计之初便旨在用于切除肠镜难以理想切除的大的、广基的直肠腺瘤。而近来的研究显示，它用于早期直肠癌患者的局部切除手术也可获得理想的疗效。近 10 年的研究显示，人们一度热衷的早期直肠癌局部切除术的局部复发率与死亡率远比早先所认为的高。但这些研究中所统计的均为传统的经肛门局部切除术。这一术式疗效欠佳的主要原因可能在于：①经肛门局部切除术术野显露不理想，当肿瘤较大、位置较深时，难以保证整块切除及足够的安全切缘；②局部切除术无法对直肠系膜淋巴结进行有效的清扫。与此相对，经 TEM 进行早期直肠癌的局部切除术研究却大多获得了理想的疗效。这主要归因于：TEM 为术者提供了放大、高清的立体视野，配合以精巧、先进的手术器械，大大提高了局部切除术的质量。同时，TEM 条件下还可一并整块切除肿瘤附近的部分系膜脂肪及淋巴组织。清除肠周的转移淋巴结，或是提供淋巴血管转移的证据，将患者归入高危者之列，进而对其做出二次根治性手术的决定。大量研究显示，在严格的患者筛选、高质量的术后病理，以及对病理证实为高危者及时进行二次根治性手术的前提下，TEM 局部切除术治疗早期直肠癌可获得理想的疗效。特别是与新辅助放、化疗相结合时，甚至可用于 $T_{1\text{-}3}N_0M_0$ 期的一些患者，获得与根治性手术相近的疗效。

除上述适应证之外，TEM 技术还可应用于低危直肠类癌、GIST 的局部切除术；直肠尿道瘘、直肠阴道瘘的修补术；以及盆腔积液引流术等。对于广泛转移的晚期直肠癌患者，亦可通过 TEM 进行原发病灶的局部姑息性切除。此外，还有人尝试应用 TEM 技术对直肠脱垂的患者实施直肠固定术；或对经各种扩张手段难以治愈的直肠狭窄病变实施环形切除再吻合术。随着 TEM 的推广、普及，操作技术的提高，特别是相关器械的进步，其应用范围还将不断扩大。

TEM 的一项新功用，就是用作新兴的 NOTES 技术（经自然腔道内镜手术，natural orifice transluminal endoscopic surgery）的操作平台。NOTES 是指通过在人体的自然腔道（如胃、直肠、阴道、膀胱等）内人为戳孔，将内镜置入腹腔，进行腹腔内手术的技术。大量的动物实验对其可行性与安全性进行了验证，并在某些方面已经进入临床试验阶段，包括经胃腹腔探查、经胃阑尾切除、经阴道胆囊切除术等。NOTES 技术的发展方兴未艾，其进展很大程度上依赖于器械与技术的进步。将 TEM 引入 NOTES，便可建立气腹，提供丰富、多功能的手术器械，采用内嵌式镜头，并可在完成手术后对直肠戳孔进行可靠的缝合。从而使更多复杂的手术成为可能。目前，美国胃肠及内镜外科医生协会（SAGES）和美国胃肠内镜协会（ASGE）已成立了 NOTES 联合工作组，以及自然腔道外科评估及研究社团（NOSCAR），致力于 NOTES 的研究及其在临床的安全应用。

毫无疑问，随着 TEM 的进一步推广，这一技术将成为治疗许多直肠病变的一种不可或缺的微创手术方式。

（邱辉忠　周皎琳）

参 考 文 献

[1] Paty PB, Nash GM, Baron P, et al. Long-term results of local excision for rectal cancer. Ann Surg, 2002, 236:522-530.

[2] Mellgren A, Sirivongs P, Rothenberger DA, et al. Is Local Excision Adequate Therapy for Early Rectal Cancer? Dis Colon Rectum, 2000, 43:1064-1074.

[3] Madbouly KM, Remzi F, Erkek BA, et al. Recurrence after transanal excision of T1 rectal cancer: should we be concerned? Dis Colon Rectum, 2005, 48:711-721.

[4] Kanemitsu T, Kojima T, Yamamoto S, et al. The transsphincteric and transsacral approaches for the surgical excision of rectal and presacral lesions. Jpn J Surg, 1993, 23:860-866.

[5] Borschitz T, Heintz A, Junginger T. The Influence of Histopathologic Criteria on the Long-Term Prognosis of Locally Excised pT1 Rectal Carcinomas: Results of Local Excision (Transanal Endoscopic Microsurgery) and Immediate Reoperation. Dis Colon Rectum, 2006, 49 (10):1492-1506.

[6] Winawer SJ, Zauber AG, Ho MN, et al. Prevention of colorectal cancer by colonoscopic polypectomy. N Engl J Med, 1993, 329:1977.

[7] Said S, Müller JM. TEM-minimal invasive therapy of rectal cancer. Swiss Surg, 1997, 3:248-254.

[8] Sengupta S, Tjandra JJ. Local excision of rectal cancer: what is the evidence? Dis Colon Rectum, 2001, 44:1345-1361.

[9] Lezoche E, Guerrieri M, Paganini AM, et al. Transanal endoscopic versus total mesorectal laparoscopic resections of T2-N0 low rectal cancers after neoadjuvant treatment: a prospective randomized trial with a 3-years minimum follow-up period. Surg Endosc, 2005, 19 (6): 751 - 756.

[10] Guerrieri M, Baldarelli M, Organetti L, et al. Transanal endoscopic microsurgery for the treatment of selected patients with distal rectal cancer: 15 years experience. Surg Endosc, 2008, 22: 2030 - 2035.

[11] ASGE/SAGES Working group on Natural Orifice Translumemal Endoscopic Surgery. White Paper. October 2005. Gastrointest Endosc, 2006, 63: 199 - 203.

第二章 TEM 相关的盆腔解剖

直肠的解剖关系复杂，周围的多种解剖结构对其构成保护，使其免受外来创伤的损害。直肠主要负责肠道废物的排泄，其最明显的保护来自于坚硬的骨盆，同时它也受到下方的肛门括约肌及上方的腹腔内容物的保护。

这些结构在保护直肠的同时，也限制了直肠手术的入路。已有的各种手术方式，无论是经肛门、经肛门括约肌、经骶尾部入路，还是经腹途径手术，都不能为直肠肿物的局部切除提供足够安全、可靠的术野显露。正是这种情况促使德国的 Gerhard Buess 教授于 1983 年发明了 TEM 技术。这一技术利用了足够长度的手术用直肠镜筒、清晰的三维立体视镜、特制的手术器械，以及直肠充气装置，综合运用了多种手段，从而克服了盆腔各种结构所带来的阻挡，使得直肠的各个节段均可获得理想的显露，使直肠各段的肿物均可在这一技术下被安全地切除。

然而，即使出现了 TEM 技术，复杂的盆腔解剖仍然为直肠外科医生制造了重重困难，限制了某些直肠肿物的切除。同时，由于盆腔内多种脏器紧凑分布，特别是一些重要的组织、器官与直肠紧邻，这也为 TEM 术带来了相应的并发症。这些并发症虽然并非 TEM 术所独有，但也与之有着密切的联系。

第一节 直 肠 入 口

TEM 手术的入路是通过肛门将直肠镜套筒插入直肠内，肛门便成为了第一道解剖屏障。大多数情况下镜筒都可被顺利地插入，但在少数情况下也会遇到困难，例如在患者先前接受过肛门手术（如根治性痔切除术）而造成肛门狭窄时，或患有肛门部位的鳞癌、Bowen 病、湿疣等疾病的患者，在进行了广泛的肛管皮肤切除之后。当然这些情况是较为罕见的。

即使直肠镜套筒能够被顺利地插入直肠，可能也还会对患者造成一定的影响。术中要插入 40mm 直径的直肠镜套筒，则必须使肛管发生极度扩张。此时肛门内、外括约肌均会受到一定程度的影响。Kreis 等发现在 TEM 术后，患者的肛门静息压与用力收缩压都有所降低。Hermann 等对 TEM 术后的患者进行内镜超声检查，发现 29% 的患者存在括约肌受损。Kennedy 等发现手术时间越长，患者术后肛门内括约肌功能的下降越明显。而术中大范围地切除直肠壁或术前就已存在的肛门控便功能不佳均与术后的括约肌功能障碍相关。然而之后的一些研究得出了不同的结论。Cataldo 等在一项大规模的临床研究中将 TEM 术用于直肠良或恶性肿物的切除。他们对患者术前与术后的控便功能进行比较，并未发现明显的改变。近期，一项专门针对 TEM 术后患者的器官功能及生活质量的研究也显示：TEM 术对控便功能没有明显的不利影响。总之，为进行 TEM 手术，必须首先使直肠镜套筒穿过由肛门括约肌所构成的保护直肠的第一道屏障。对于大多数患者来说这一操作是安全的，并不会造成明显的解剖及功能方面的影响。

第二节　直　　肠

许多教科书中讲到直肠的形态相对较直而易于穿过。但有操作硬性乙状结肠镜经验的医生都知道，其实不然（图 2-1）。在插入直径约 10mm 的乙状结肠镜的过程中所遇到的各种困难，在置入直径达 40mm 的 TEM 直肠镜套筒时都会更加明显。直肠内有多个部位会为 TEM 手术的显露制造困难。第一个部位是肛管直肠交界处上方的远端直肠。若患者的肛管较短，无法严密包裹直肠镜套筒，则难以保证有效的直肠内充气，从而影响术野的显露。特别是在切除低位直肠肿物之后进行缝合时，这一问题尤为突出。此类切除操作通常不会太难，但缝合创面的过程则往往异常困难。这时一个较好的解决办法是移去 TEM 直肠镜套筒，改用传统的经肛门手术方式进行缺损的修补。当肿物较大、近端的切缘经肛门难以触及时，可在移出直肠镜套筒前在近端切缘处先缝上 1 ~ 2 根牵引线。在之后的经肛门操作时，向下牵拉牵引线便可顺利地完成缝合。

进入直肠的第二个解剖学障碍位于肛管直肠交界处上方的直肠后壁。在耻骨直肠肌上方，一些人的直肠壶腹存在一个后仰的锐利夹角——肛直肠角（图 2-2）。由于 TEM 术的直肠镜套筒无法弯曲以顺应这一锐利的夹角，因此那些紧邻肛直肠角上方的远端直肠病变，有时很难被放置到视野的中心。此时，采用恰当的体位会有所帮助。患者应取头高足低位，双腿取高截石位。这一体位有助于缩小肛直肠角，使得直肠镜套筒能够直接指向位于直肠远端后壁的病变。

直肠腔内的 3 个横襞（即 Houston 瓣）也会对顺利进镜构成障碍。3 个横襞分别位于远段、中段和近段直肠。有时，宽基的息肉可能恰巧位于这些皱襞的近端一侧，使其难以被完全显露。此时可能要切掉部分的直肠横襞以便显露并切除肿物。

最后一个影响 TEM 手术的解剖学因素是直肠乙状结肠曲。这一肠曲的角度通常很锐利，特别是在有腹部或盆腔手术史的患者中。作为术前评估的硬性乙状结肠镜检查中能否顺利进镜常常可以作为 TEM 术中能否顺利进镜的预测指标。然而有时，即使硬性乙状结肠镜检查操作顺利，但在 TEM 术中仍会由于套筒较粗而遇到进镜受阻的问题。此时，可继续

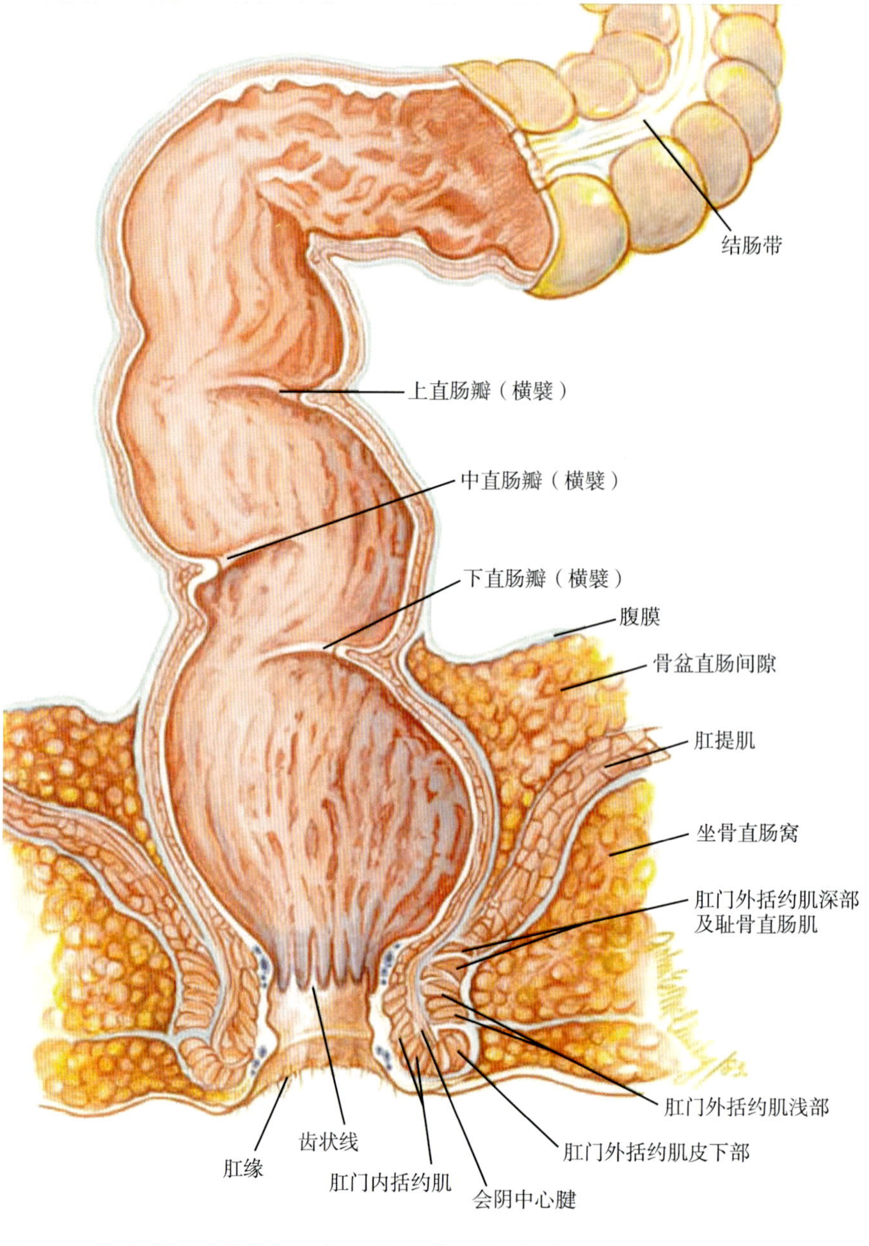

图 2-1　在多数解剖图中，直肠的形态看似较直。事实上，包括肛管直肠交界处、Houston 瓣、直肠乙状结肠曲等部位均可对 TEM 直肠镜的置入造成明显的阻碍（Gray SW，Skandalakis JE，McClusky DA. Atlas of Surgical Anatomy for General Surgeons. Williams & Wilkins，1985）

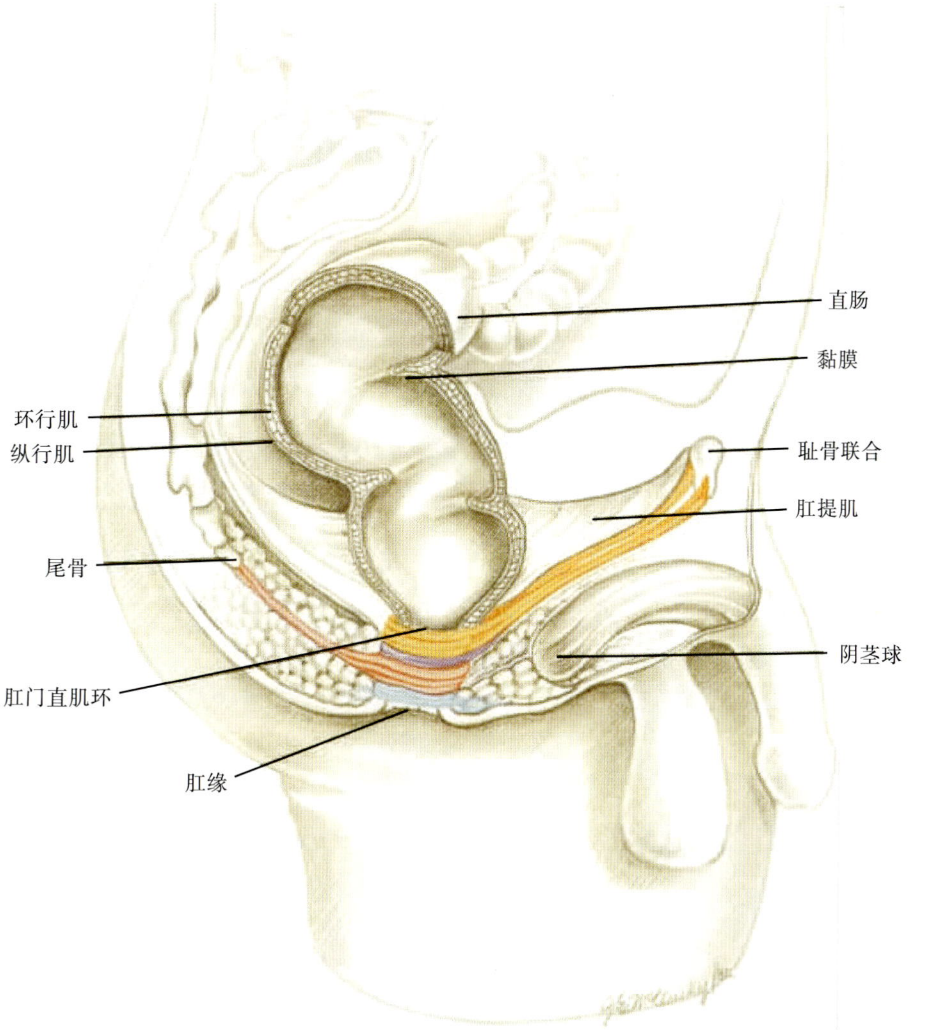

图 2-2　紧邻耻骨直肠肌近端的肛直肠角的存在为在 TEM 下显露远端直肠后壁的肿物制造了困难（Gray SW，Skandalakis JE，McClusky DA. Atlas of Surgical Anatomy for General Surgeons. Williams & Wilkins，1985）

向内推入直肠镜，使之与 Martin 臂完全脱开，以帮助显露。需要注意的是，如此强力推进套筒有导致直肠壁全层撕裂的危险，特别是在靠近骶骨的部位。如遇这种情况，最好避免继续行 TEM 手术，而改用经腹入路的手术方式。

除了直肠解剖结构的天然阻挡外，一些人为因素造成的障碍可能会为手术操作带来更大的挑战。肠腔狭窄（最常见的原因是曾多次在肠镜下切除较大的直肠息肉，或是存在较大的直肠肿瘤）可直接阻碍镜筒的置入，影响手术显露。此时，通常需要自狭窄的远端开始进行解剖和切除，并沿着直肠外的平面向上推进，直至完全切除病灶。

第三节　直肠外的解剖

根据肛门、直肠内的解剖可以预测置入器械以及手术切除的可行性；而直肠外部的解剖则有助于预测手术的并发症情况。直肠系膜（图 2-3）大部分位于直肠后方，它在开腹直肠切除术中的重要性已得到公认。这一方面是由于直肠的供血血管于直肠系膜内上行，但更为重要的是直肠的淋巴及静脉回流亦途经于此。在行 TEM 术时，直肠系膜的重要性主要体现在两个方面。①直肠后壁可能有大血管穿过，若处理不慎，可能导致大量出血。使用电刀（也可选用超声刀或 LigaSure）进行细致的操作可以为手术提供很大的帮助；②在恶性肿瘤病例中，行 TEM 术时若切除较多的直肠系膜，则可能会收获一个或更多的淋巴结，从而使一些患者的术前分期被相应地改变。目前，前哨淋巴结技术已被应用于直肠系

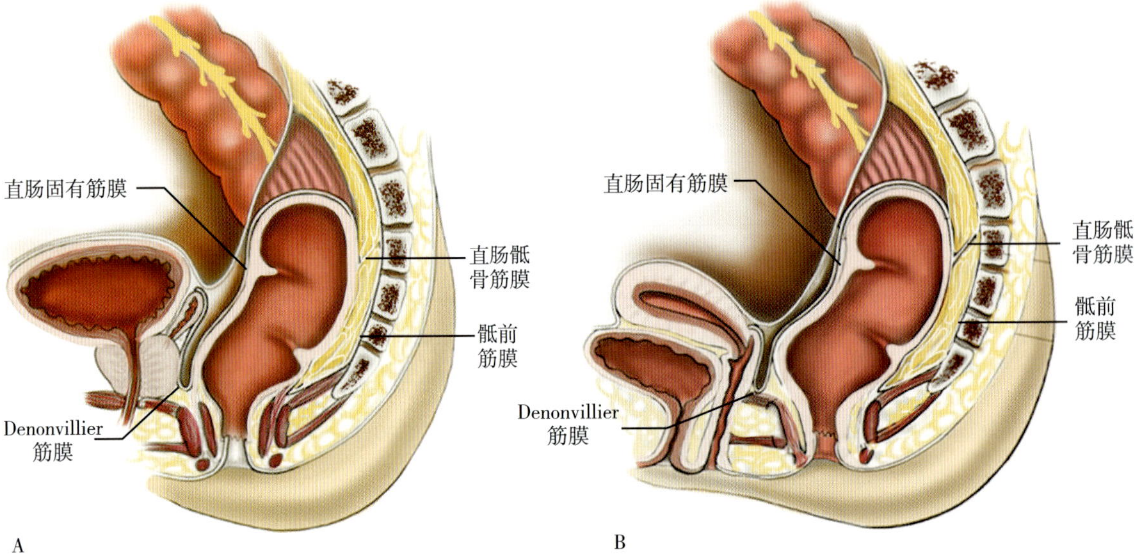

图 2-3　直肠系膜紧贴直肠，位于其后方，男性（A）的前列腺与女性（B）的阴道位于直肠前方，这些结构在 TEM 手术中均有被损伤的危险

膜的检查，可以成功地识别淋巴结。但可惜的是，这些淋巴结对直肠系膜的其他腺癌病变并无可靠的预测作用。如今，一些新技术正逐步被应用于确定直肠癌局部切除患者的淋巴结转移情况。

大部分重要的解剖结构均位于直肠的前方，在行 TEM 术时容易被伤及。在男性，直肠前壁与前列腺之间仅隔一层菲薄的 Denonvillier 筋膜。所幸的是，损伤尿道前列腺部的情况十分罕见。但若损伤到前列腺静脉，则会引起严重的出血，这通常发生在于直肠远端向前方切除过深的时候。

在女性，直肠阴道隔紧贴于远端直肠的前方，下端起始于肛管水平。这一解剖学屏障的厚度存在很大的个体差异。在一些经阴道分娩时肛门括约肌遭严重撕裂或有严重直肠膨出的女性中，这一结构甚至可能缺失。这种情况下，在行直肠前壁肿瘤的全层切除时，若切除过深则很容易损伤阴道后壁。此时，由于 CO_2 气自阴道迅速外泄，肠腔随即塌陷，医生通常可以即刻得知这一并发症的发生。这类损伤可立即在 TEM 条件下进行修补，也可改用传统的手术方式来修补。术中若未能及时发现，术后则将出现直肠阴道瘘。

第四节　腹膜反折

位于真骨盆中的直肠沿切线方向被盆腹膜分为两部分，即靠上的腹膜内直肠段与靠下的腹膜外直肠段（图 2-4）。直肠与腹膜的这种位置关系可能是 TEM 术相关解剖概念中最为重要的一个。这体现在：腹膜外位直肠手术中可以采取的一些实用性做法在对腹膜内位直肠进行操作时是绝对禁忌的，例如，在腹膜外位直肠有时可以留下小的肠壁切口暂不缝合，但这一做法在腹膜内位直肠会引起严重的腹膜腔感染。此外，在对腹膜内位直肠的恶性肿瘤进行全层切除时，雾化的肿瘤细胞团有播散入腹膜腔的潜在风险。理论上讲，这可能导致肿瘤的腹膜腔种植、转移。

盆腹膜自后向前、自头端向尾端横过覆盖直肠，将后者为两部分。空间角度上看，直肠的整个后壁均位于腹膜外，侧壁远端 2/3 的部分位于腹膜外，而在前壁仅远端 1/3 的部分位于腹膜外。腹膜反折的位置在不同性别和个体间存在着明显的差异。在男性中，腹膜返折至肛缘的距离在 7 ~ 9cm 的范围，在女性中，此距离较小，为 5 ~ 7.5cm。患有直肠脱垂的女性腹膜反折的位置很低，此时整个的直肠前壁可能都位于腹膜内。有观点认为，部分男性的腹膜反折位置较高，其直肠前壁的大部分都位于腹膜外。然而，近年 Najarian 等的一项研究显示，男性与女性的腹膜反折部位十分接近，距离肛门分别是 9.7cm 与 9.0cm。

一个常被忽视的重要因素是直肠外包被的腹膜的厚度。肛管直肠交界上方的直肠的后方有一个大的直肠后间隙，此处的直肠后壁与腹膜腔之间隔着厚厚的一道屏障。与之相反，在靠近腹膜内位直肠的肠段进行手术时，腹膜屏障菲薄，无法可靠地阻挡肠内容物播

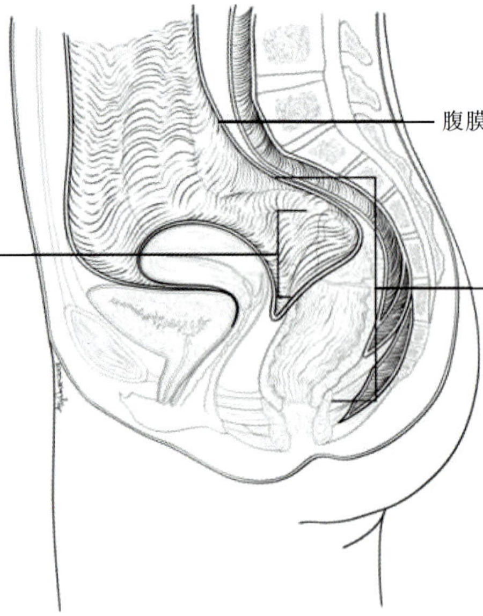

图 2-4 盆腹膜自后向前、自头端向尾端横过覆盖直肠，使直肠前壁的大部分处于腹膜内位

散入腹膜腔。

在积累了丰富的 TEM 直肠肿物全层切除术的经验之后就会发现，腹膜反折的位置和厚度存在很大的个体差异。除了在十分特殊的情况下，均应一期缝合直肠壁的切口或缺损，这样做可以减少腹膜腔粪便污染，以及术后出血的风险。虽然并无有力的研究证据支持，但有人认为，对腹膜外位直肠的肠壁缺损进行一期缝合有利于患者的术后恢复。此外，对 TEM 术中所有的肠壁缺损进行常规缝合还可以锻炼术者的 TEM 操作技术，使他们在进行腹膜内位直肠段手术或误切入腹的情况下，能够安全、从容地缝合直肠缺损。

TEM 技术可以为整个直肠的病变提供手术入路，使外科医生能够切除以前经传统技术所无法触及的直肠病变。在手术范围扩大的同时也相应增加了并发症的风险，这些并发症与直肠及周围结构的解剖又有着密切的联系。因此，与其他所有外科操作一样，准确、全面地理解与熟悉这些复杂的解剖学知识将在很大程度上有助于减少术后并发症的发生。

（周皎琳　邱辉忠）

参 考 文 献

[1] Kreis ME, Jehle EC, Haug V, et al. Functional results after transanal endoscopic microsurgery. Dis Colon Rectum, 1996, 39:1116-1121.

[2] Herman RM, Richter P, Walega P, et al. Anorectal sphincter function and rectal barostat study in patients following transanal endoscopic microsurgery. Int J Colorectal Dis, 2001, 6:370-376.

[3] Kennedy ML, Lubowski DZ, King DW, et al. Transanal endoscopic microsurgery excision: is anorectal function compromised? Dis Colon Rectum, 2002, 45:601-604.

[4] Cataldo PA, O'Brien S, Osler T. Transanal endoscopic microsurgery: a prospective evaluation of functional results. Dis Colon Rectum, 2004, 48:1366-1371.

[5] Doornebosch PG, Gosselink MP, Neijenhuis PA, et al. Impact of transanal endoscopic microsurgery on functional outcome and quality of life. Int J Colorectal Dis, 2008, 23:709-713.

[6] Najarian MM, Belzer GE, Cogbill TH, et al. Determination of the peritoneal reflection using intraoperative proctoscopy. Dis Colon Rectum, 2004, 47 (12):2080-2085.

[7] Sabiston Textbook of Surgery-The Biological Basis of Modern Surgical Practice, 17th ed. 2004.

第三章 TEM的设备和器械介绍

TEM手术系统（图3-1）主要由三部分组成：特殊的手术用直肠镜、专用手术器械和显像系统。特殊直肠镜（图3-2）由德国Richard Wolf医疗器械公司制造，外径4cm，有12cm或20cm的轴长可供选择，利用双球关节活动臂装置（Martin臂）固定在手术台上（图3-3）。特殊直肠镜上有4个用特制橡胶袖套密封的通道，其中一个通道供立体双目镜使用，通过双目镜可以看到清晰的放大3倍的三维手术视野影像。立体双目镜上还有一接口可通入摄像镜头，连接图像监视器后，犹如在普通腹腔镜手术时提供视频影像。另外3个通道可根据需要插入各种专用的手术器械（图3-4），如针形高频电刀、特制的抓钳、持针钳、特制的剪刀、吸引器头、可伸缩注射针、银夹施夹器等，也可插入5mm弯头超声刀进行解剖分离。

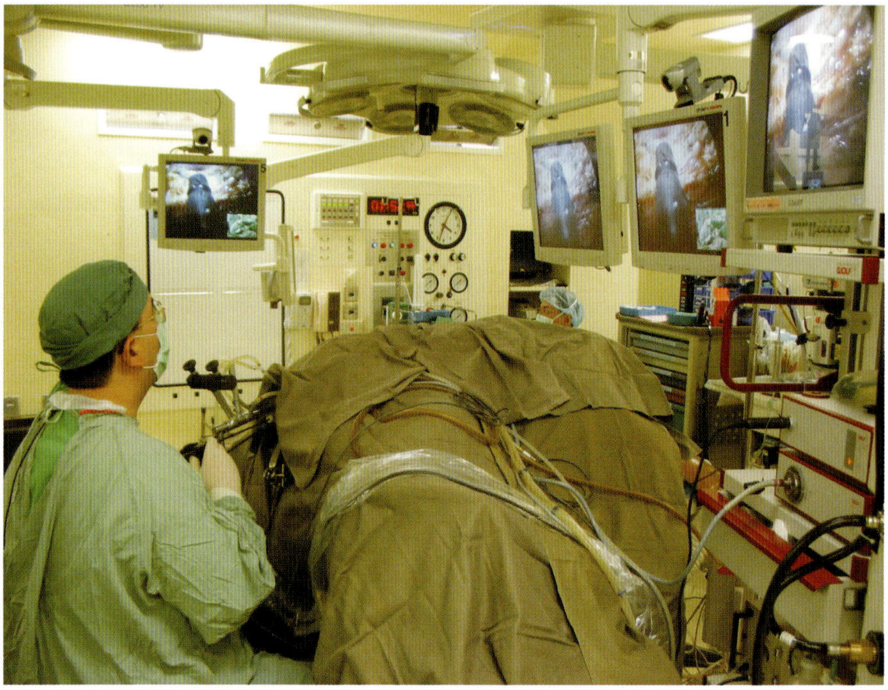

图3-1 TEM手术系统

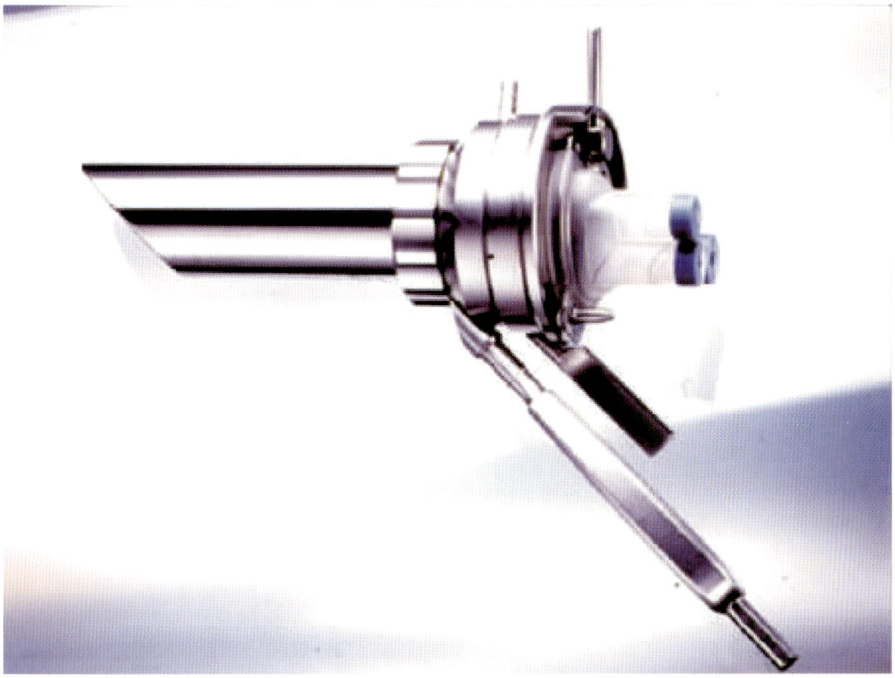

图 3-2　特殊直肠镜

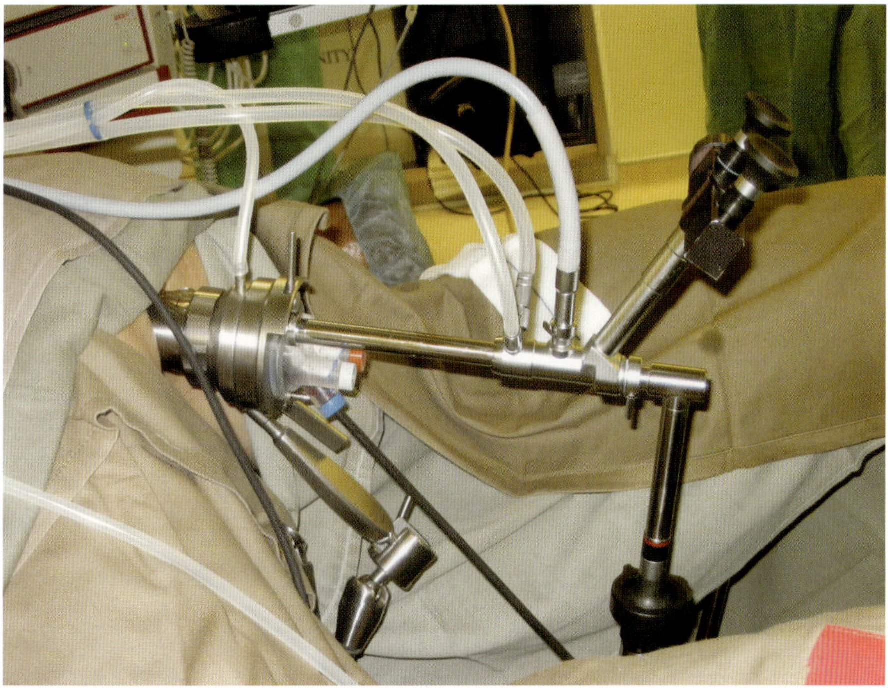

图 3-3　特殊直肠镜的安装固定

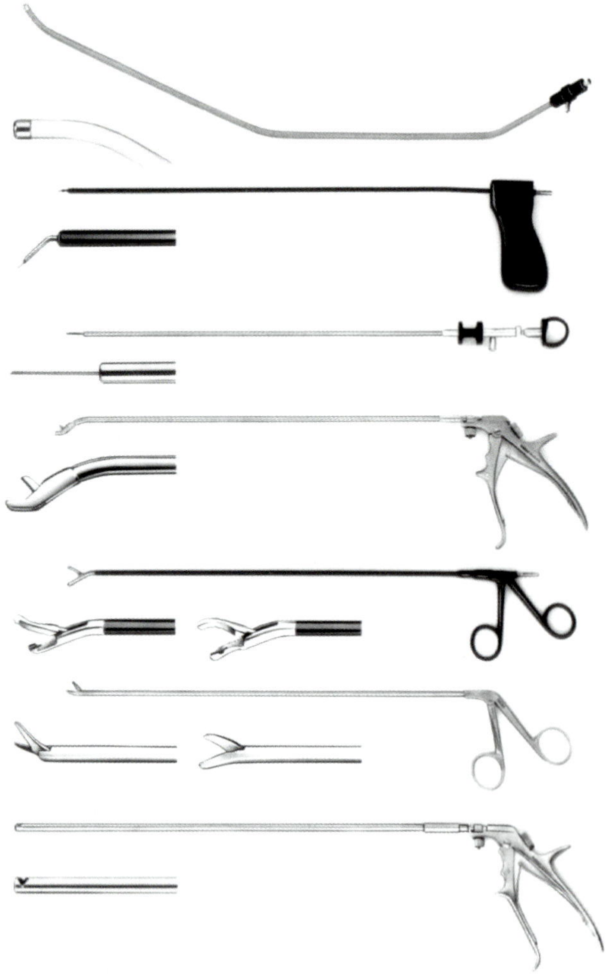

图 3-4 TEM 专用手术器械

TEM 的设备和仪器为德国原装进口产品，显微立体直肠镜及其主要配件的技术参数详细介绍如下：

1. 直肠镜泵（图 3-5） 具有集充气和注水为一体的功能，分别由气腹机和注水泵组合而成。

（1）直肠镜气腹机

电压：100～230V；频率：50/60Hz；防触电保护：CF 类。气腹机可作为直肠泵相配合使用，也可作为腹腔镜中的气腹机单独工作。腹腔镜下，最低气体流量：1L/min；最高流量：30L/min；压力范围：3～25mmHg。直肠镜下，最低气体流量：1L/min；最高流量：8L/min。

（2）直肠泵

电压：24V；防触电保护：BF 类。压力连接：3bar；灌注瓶输出压力：1bar；抽吸频率：0.5～1.5L/min。当直肠内压力超过 3mmHg，直肠泵进行连续抽吸。

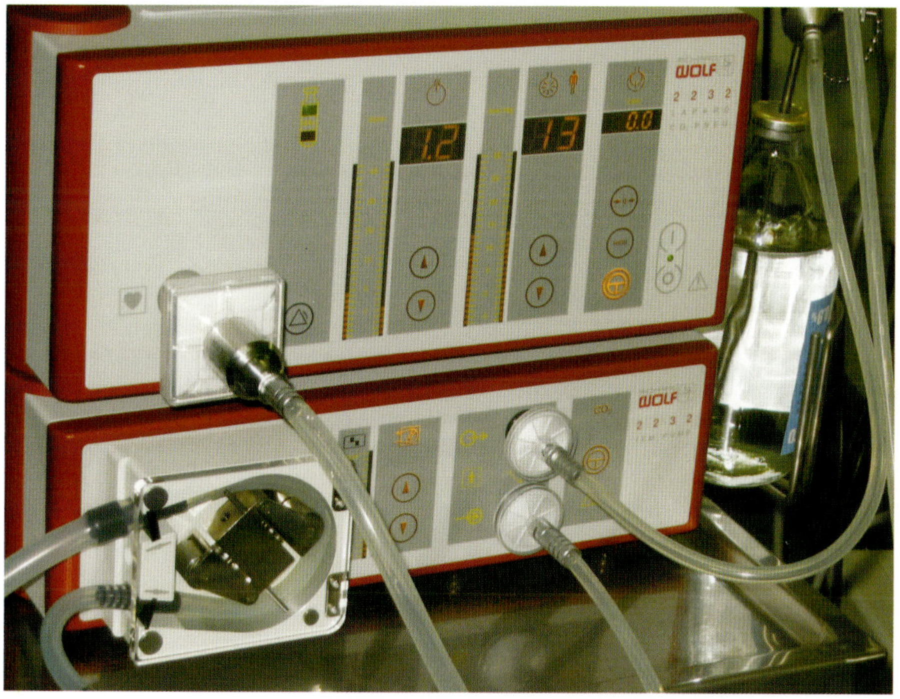

图 3-5　直肠镜泵

（3）各种配套管路和抽吸针

用于气体供应和输出，并具备测压等功能。抽吸针插入 500ml 生理盐水瓶，并连接直肠镜泵。

2. 直肠镜镜头一（图 3-6）　用于连接摄像系统摄像头。视角：12°；工作直径：6. 6mm；工作长度：313mm；视向角：40°；视野范围：70°。可高温高压消毒。

3. 直肠镜镜头二（图 3-6）　显微立体镜，立体成像，瞳距可调节。工作直径：13. 8mm；工作长度：259mm；视向角：50°；视野范围：70°。

4. 镜头保护清理篮　金属材质，可同时容纳摄像镜头和目视立体镜头，并且装有安全锁扣进行固定，长 × 宽 × 高 = 458mm × 196mm × 138. 5mm。

5. 直肠镜固定臂（Martin 臂）　“U”形臂设计，专用于直肠镜手术固定，任意转动无死角。

6. 直肠镜固定鞘管　鞘管带刻度，配套闭孔器。

（1）工作鞘管一

斜面，工作直径：40mm；工作长度：120mm。

（2）工作鞘管二

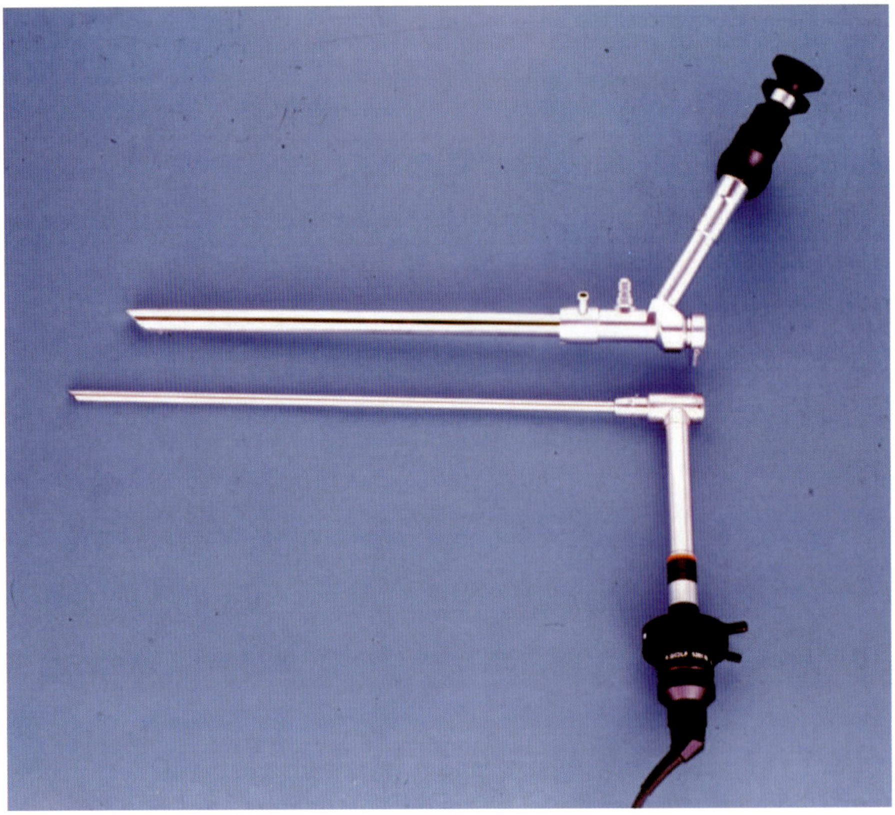

图 3-6 直肠镜镜头

圆口，工作直径：40mm；工作长度：137mm。主要用于检查和肿瘤定位。

（3）工作鞘管三

斜面，工作直径：40mm；工作长度：200mm。

7. **鞘管连接件** 连接鞘管与固定臂、检查观察件或进出器械工作件的连接装置。

8. **直肠镜工作器** 容纳 1 只直肠镜主镜，同时容纳 3 只手术器械，6mm 工作孔 2 个，11mm 工作孔 1 个。

9. **抽吸管**（特制吸引器头） 专为直肠镜设计，可连接高频，单极。工作直径：6mm；工作长度：470mm。

10. **高频电针**（针形电刀，图 3-7） 专用直肠镜设计。工作直径：4mm；工作长度：420mm。手枪式手柄，可连接高频，单极。

11. **抓钳一** 专为直肠镜设计。工作直径 4.6mm，工作长度 405mm，下弯右弯（左弯）多功能钳，可连接高频，单极。

12. **抓钳二** 专为直肠镜设计。工作直径 4.6mm，工作长度 405mm，右弯（左弯）

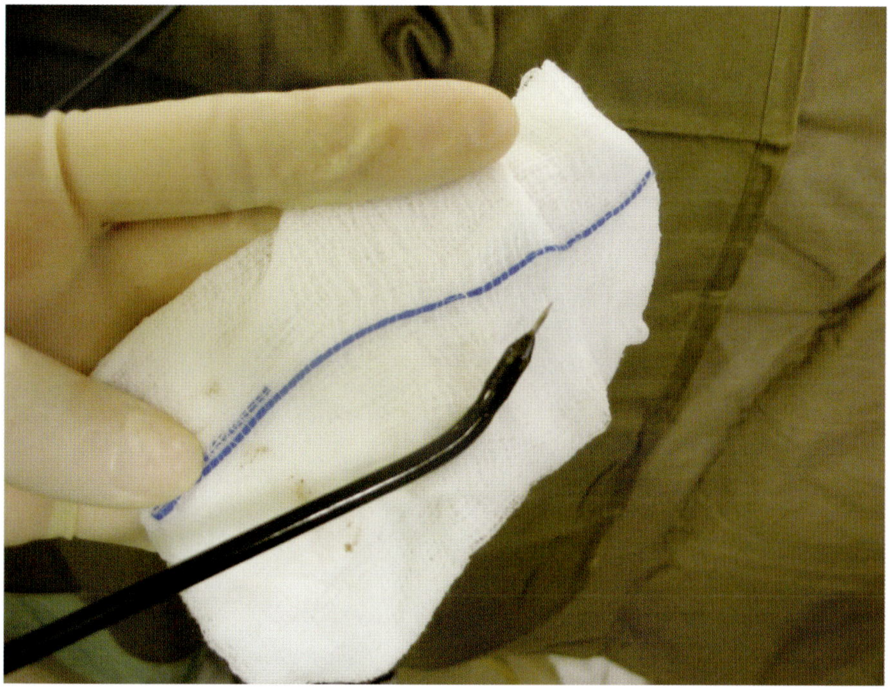

图 3-7 针形电刀

多功能钳，可连接高频，单极。

13. **持针钳**（图 3-8） 专为直肠镜设计。工作直径 4.6mm，长度 405mm，下弯直持针钳，自动复位。

14. **施夹钳**（银夹钳） 直径 6mm，长 405mm，下弯直银夹钳。

15. **可伸缩注射针** 直径 4mm，长 325mm，可伸缩，可注射显影剂或肾上腺素盐水。

16. **剪刀** 弯剪。工作直径：5mm，工作长度：430mm。可拆卸，360°可旋转，可连接高频。

17. **充气皮气球** 双向风箱，Luer 形锁管转接器，硅胶管材质，可高温高压消毒。

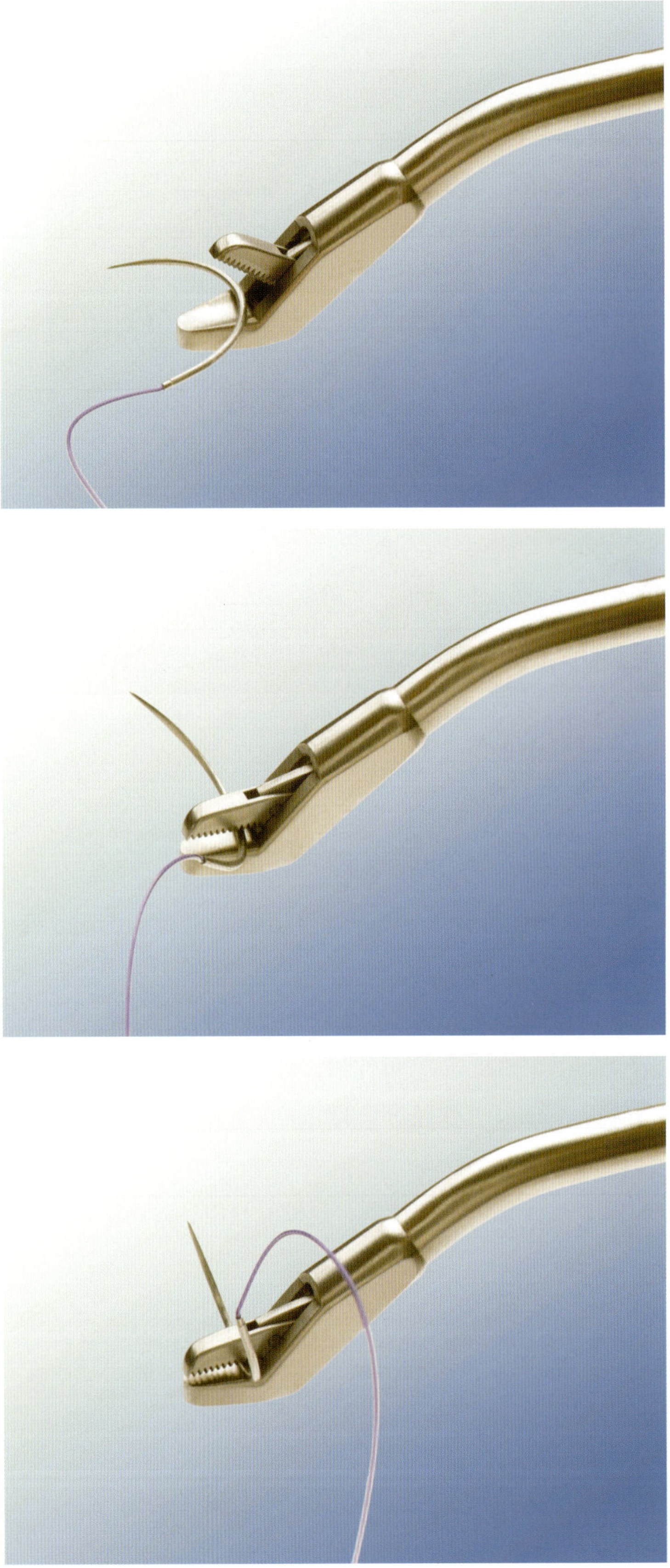

图 3-8 TEM 持针钳

表 3-1　除腹腔镜主机外，开展 TEM 必须配置的设备清单

序号	项　　目	数量
1	直肠镜气腹机、注水机一体机（TEM 直肠镜泵）	1
2	直肠镜镜头一（连接摄像系统摄像头）	1
3	直肠镜镜头二，显微立体（立体成像）	1
4	镜头清理篮	1
5	U 形固定臂（Martin 臂）	1
6	固定臂夹子	1
7	鞘管及闭孔器（直径：40mm；工作长度：120mm）	1
8	鞘管及闭孔器（直径：40mm；工作长度：137mm）	1
9	鞘管及闭孔器（直径：40mm；工作长度：200mm）	1
10	鞘管连接件	1
11	检查观察件	1
12	进出器械工作件	1
13	三孔进出器械接头	1
14	橡胶垫圈（10 个/包，2. 4 ~ 3. 4mm）	1
15	橡胶垫圈（10 个/包，3. 4 ~ 5. 0mm）	1
16	橡胶垫圈（10 个/包，5. 1 ~ 6. 0mm）	1
17	封帽（10 个/包，4 ~ 6mm）	1
18	封帽（10 个/包，7. 5 ~ 8. 5mm）	1
19	抽吸针	1
20	抽吸管（特制的吸引器头）	1
21	左弯高频刀（针形电刀）	1
22	下弯右弯（左弯）多功能钳	1
23	右弯（左弯）多功能高频钳	1
24	持针钳	1
25	施夹钳（银夹钳）	1
26	回形夹（银夹）	50pc
27	可伸缩注射针	1
28	5mm 镜下剪	1
29	充气皮气球	1
30	锁紧圆锥	1

（林国乐）

参　考　文　献

[1] 林国乐，蒙家兴，邱辉忠. 经肛门内镜显微手术. 中华胃肠外科杂志，2006，9 : 366 – 369.

第四章　患者术前评估

第一节　全身状况评估

TEM 手术患者的术前全身状况评估与传统开腹手术一样，手术前，要对患者的全身情况有足够的了解，查处可能影响整个病程的各种潜在因素，包括心理和营养状态，心、肺、肝、肾、内分泌、血液，以及免疫系统功能等。因此，必须详细询问病史，全面地进行体格检查，除了常规的实验室检查外，还需要进行一些涉及重要器官功能的检查评估，以便发现问题，估计患者对手术的耐受力，在术前予以纠正，术中和术后加以防治。此外，术前全面了解病史，尤其注意患者的大便控制能力。

（吴　斌）

第二节　病 变 评 估

一、直肠指检的作用

直肠指诊对于判断直肠中下段病变具有方便检查、感官直接等优点，是直肠病变重要的筛查手段。直肠指诊时使用一次性乳胶手套，在戴手套的示指上涂上可溶性润滑剂。应告诉患者手指将被插入到直肠内，将会有排便感；应不断地告知、安慰患者，分散、转移患者的注意力。医生应当按照一定的顺序检查直肠及周围结构；评估肛门括约肌张力及收缩力是直肠指诊的重要部分。

检查者应该用手指从前到后再从后到前环扫直肠；直肠指诊应细致认真，以免漏诊某个病变。不能因为依赖乙状结肠镜或纤维结肠镜检查而忽略直肠指诊的重要性，直肠黏膜下肿物可能会因为看不到而造成漏诊。依据患者的体位正确描写病变的位置、大小、活动度和距肛缘距离，判断肿物是否位于黏膜下。直肠指诊可及的病变，可以有助于判断是否适合 TEM 手术。对于男性患者，直肠前方可扪及前列腺，注意鉴别前列腺肿物与直肠病变。对于女性患者，除非已被手术切除，可扪及直肠前方的子宫颈，经验不足的医生可能误诊子宫颈为直肠肿物；此外，直肠阴道隔的病变可以选择双合诊检查。所有患者必须行硬性乙状结肠镜检查以明确直肠肿瘤距齿状线（或肛缘）的距离、肿瘤大小和肿瘤以膝胸位钟点形式记录的位置，并取活检明确肿瘤的性质。肿瘤的这些特征在决定病人行 TEM 时采取何种体位和何种切除方式十分重要。

（吴 斌）

二、直肠腔内超声检查的作用

准确的术前分期对于 TEM 获得良好疗效是至关重要的。目前常采用的术前检查方法包括多排螺旋 CT、MRI、直肠腔内超声检查（endorectal ultrasound，ERUS）。ERUS 对肿瘤浸润深度、转移淋巴结诊断准确性均较高，并且具有无辐射、操作方便、费用低等优点，故为 TEM 术前首选的诊断方法。

ERUS 在 TEM 术中的应用包括以下两方面：术前评估和术后随访。

（一）直肠腔内超声在 TEM 术前的应用

1．超声设备与检查方法 通常超声诊断仪不配备内镜功能，国外多使用机械探头，探头细，频率为 12～20MHz，可以扇形扫描，最大可达 360°，常配备可扩张肠腔水囊，充分显示直肠壁轴像环形图像。国内多使用双平面线阵探头或单平面电子探头。双平面线阵探头可以显示肿瘤的长轴图像，特别是对评估肿瘤是否侵犯肛门括约肌，以及肠周的器官具有意义。

患者检查前做灌肠准备后，取左侧卧位，左腿伸直，右腿屈曲，贴近前腹壁。行直肠指检了解肿块情况，然后用一次性灌肠袋向直肠注入生理盐水 100～200ml。将探头表面涂以少许耦合剂后套上橡胶套保护，排净其内气体，表面再涂耦合剂，缓慢进入直肠至所需深度，清晰显示直肠壁及其周围组织，缓慢转动探头，并调节深度与方向予以检查。显示肿块后，观察其大小、形态、方位、回声、血流情况、浸润深度，以及肠周淋巴结，邻近组织和脏器有无受累。检查时间一般为 15～20min。

2．直肠超声解剖和评估标准 直肠具有空腔可扩张的特点，位于大肠末端易于探及，向直肠内注水后使其扩张、并以水为声窗即可清晰显示直肠壁各层及周围组织。

正常直肠壁显示为境界清楚、低强回声交替的 5 层结构。自内向外第一层为黏膜层，实际上是黏膜层所产生的边界回声；第二层为黏膜和黏膜肌层；第三层为黏膜下层加上黏膜下层与固有肌层之间的界面；第四层为固有肌层，但不包括黏膜下层与固有肌层之间的界面；第五层为浆膜和直肠周围脂肪。其中第一、第三和第五层为高回声结构，而第二和第四层为低回声结构（图 4-1）。

直肠癌超声分期多采用 Beynon 的标准：uT_0 肿瘤为腺瘤，黏膜下层强回声界面完整；uT_1 肿瘤仅侵蚀黏膜下层，黏膜下层强回声界面缺失（图 4-2）；uT_2 肿瘤仅侵蚀肌层，低回声肌层增厚，但直肠浆膜及周围组织的强回声界面完整（图 4-3）；uT_3 肿瘤侵蚀直肠浆膜及周围组织，外围的强回声界面缺失，可见锯齿状低回声凸起（图 4-4）；uT_4 肿瘤侵蚀

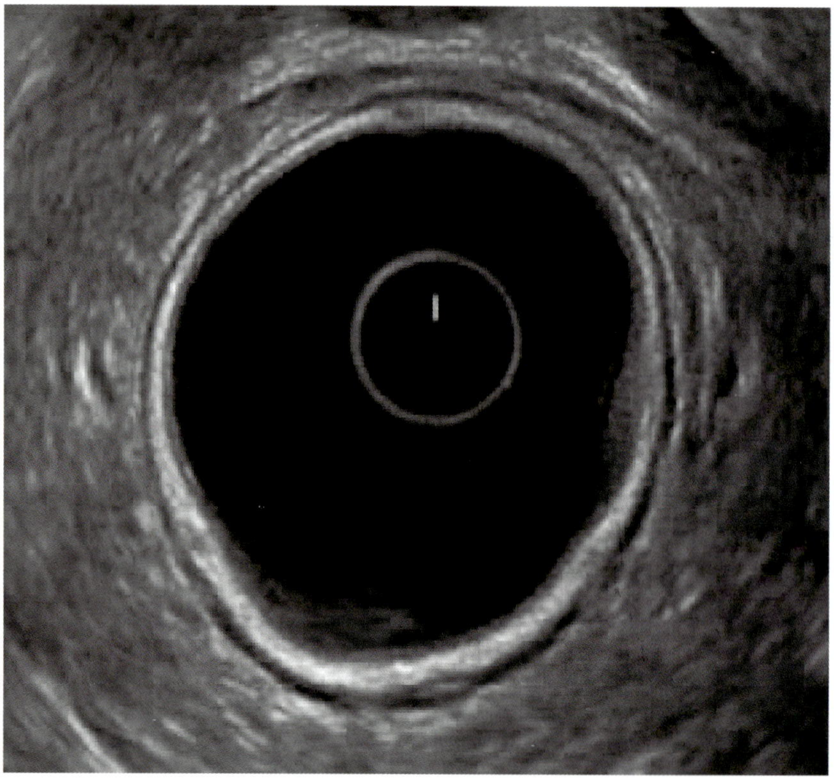

图 4-1 正常直肠壁显示为低强回声交替的 5 层结构

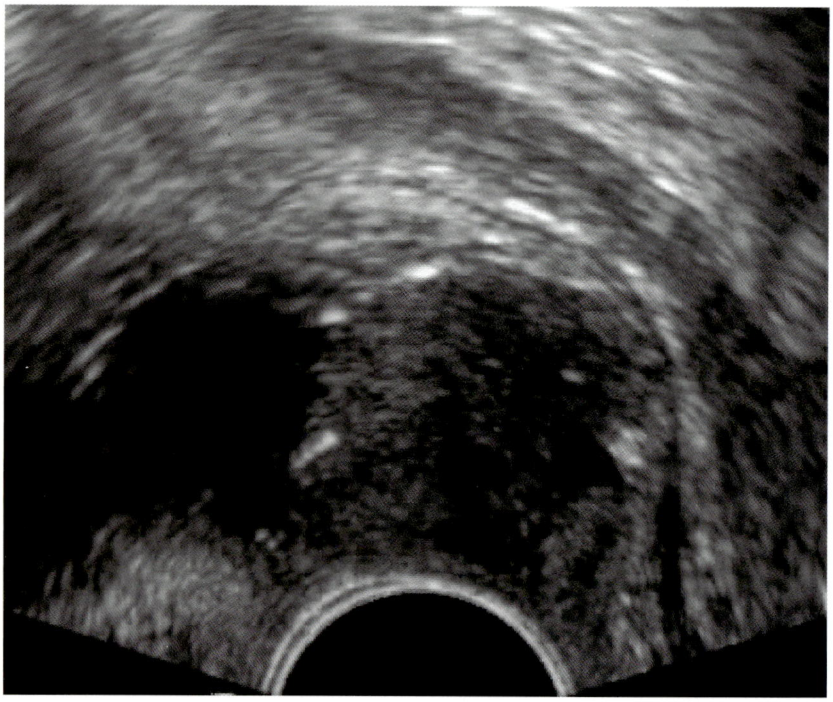

图 4-2 uT_1 期：表现为第二层强回声带可见部分缺失，但未中断

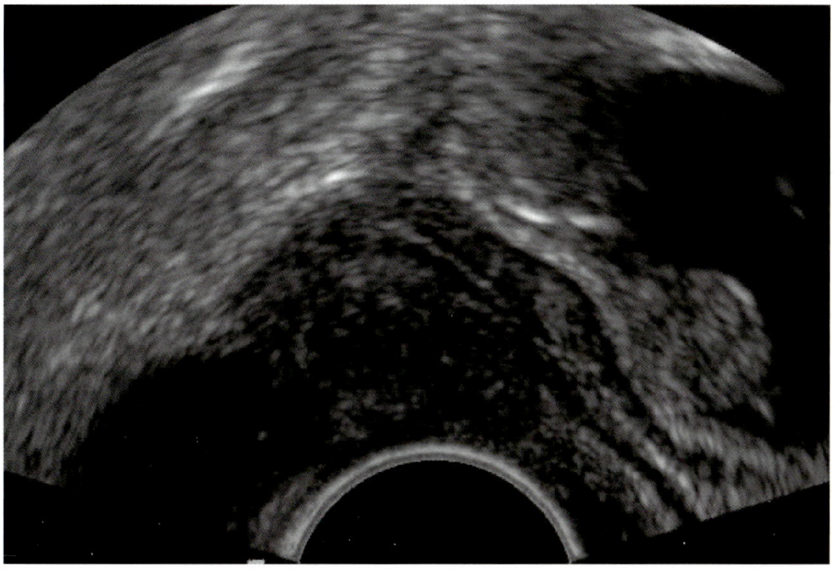

图 4-3　uT_2 期：表现为第二层强回声带破坏，肌层低回声增厚，第三层强回声带完整

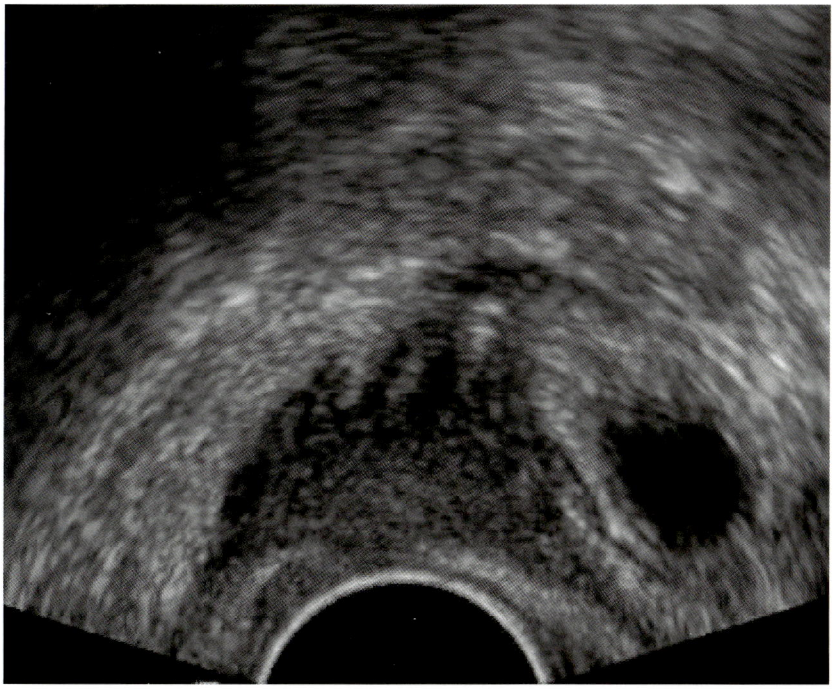

图 4-4　uT_3 期：表现为第三层强回声带破坏，可见低回声不规则锯齿状突起，提示肿瘤侵及肠壁外组织

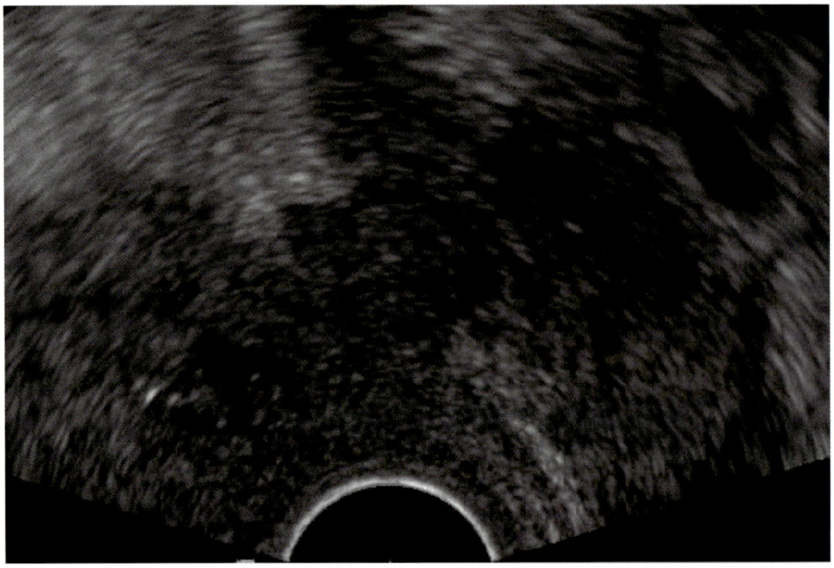

图 4-5　uT_4 期：表现为周围脏器的正常边缘强回声带消失，与肿瘤低回声无分界

邻近器官和组织（图 4-5）。

3. 直肠 ERUS 在 TEM 术前的应用　TEM 的主要适应证包括：①直肠腺瘤或复发性腺瘤，包括无蒂广基型和绒毛状腺瘤，一般瘤体最大径占据直肠 3/4 周径以内；②T_1 期低复发危险直肠癌（low risk rectal tumor）；③T_2 期低复发危险直肠癌，合并有严重心脏病、慢性阻塞性肺病等常规根治手术风险较大或拒绝腹壁肠造口者；④直肠类癌和直肠子宫内膜异位灶。

瘤体最大径 > 1.5cm 的无蒂广基型良性直肠腺瘤（T_0 期），尤其是绒毛状腺瘤最适合应用 TEM 治疗。直肠腔内超声不仅可观察腺瘤大小、距肛缘的距离和部位，而且可以判断腺瘤良、恶性。直肠绒毛状腺瘤发生恶变的概率为 30% ~ 40%，良、恶性腺瘤的区别对于制定 TEM 不同深度的切除方式尤为重要，良性腺瘤可行黏膜下切除，而恶变腺瘤需行全层切除。

良性直肠腺瘤超声征象：从黏膜层向腔内赘生性生长，有蒂，呈乳头状、菜花状，有漂动感，内部回声为高回声。直肠壁层次清晰。直肠腺瘤血管形态单一，血管走行规则，均表现为树枝状血流，有一主干自蒂部发出，向瘤内辐射（图 4-6）。

腺瘤恶变超声征象：巨大腺瘤（直径 > 4cm 的腺瘤发生恶变的概率为 32%）；固定无蒂广基底，特别是呈地毯状；腺瘤表面欠光滑；血管走行紊乱，可探及动静脉瘘血流；腺瘤后方直肠壁层次发生改变，黏膜下层中等回声中断；以上特征可以诊断大部分的恶性腺

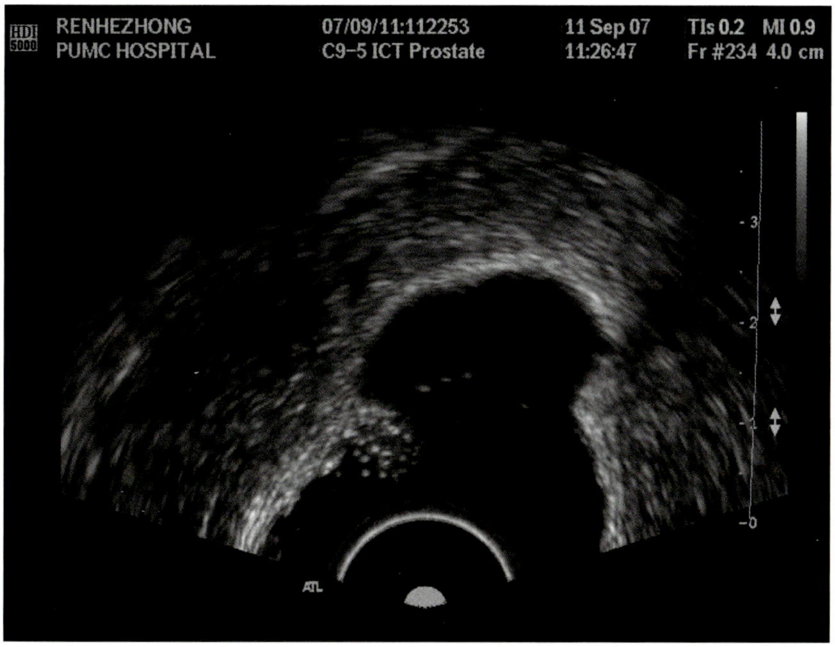

图 4-6　直肠后壁，距肛门 10cm 处可见低回声，凸入肠腔，大小 0.53cm×0.56cm，内部回声均匀

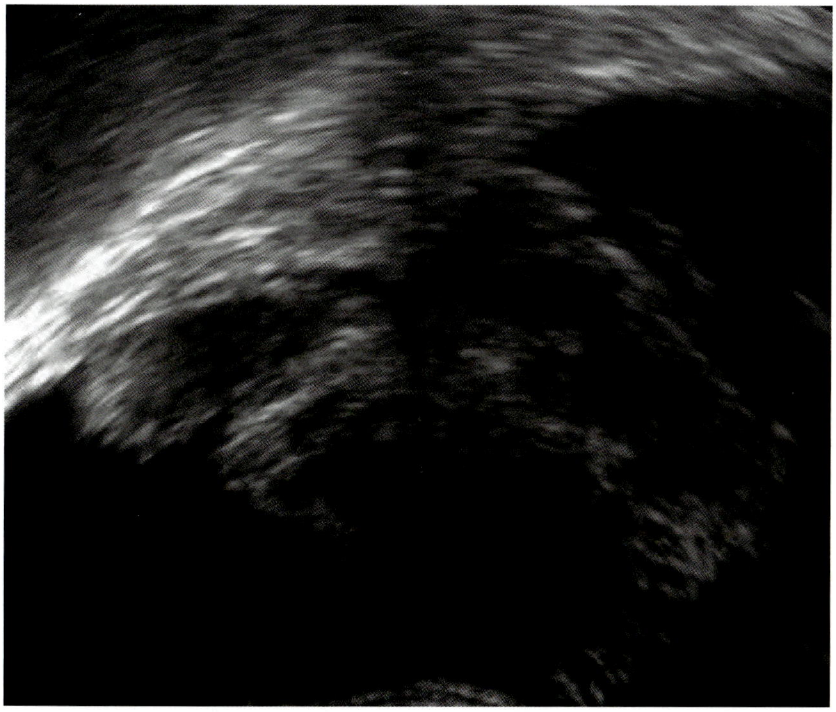

图 4-7　直肠后壁，距肛门 10cm 处可见低回声，凸入肠腔，大小 4.4cm×3.5cm，内部回声欠均

瘤，但仍然有10%的无明显特征腺瘤存在隐匿恶变（图4-7）。

腔内超声区别PT_0期和PT_1期息肉样病变的准确率为87%～91%。北京协和医院诊断PT_0期的准确率为90.9%，特异性71.4%，敏感度96.2%。一项荟萃分析发现ERUS可以准确诊断活检漏诊81%的恶性腺瘤病变（95%可信区间：69%～90%），ERUS可将活检误诊导致的额外手术和其他相关问题的概率由24%降至5%。由此可见ERUS可以准确评估直肠腺瘤。

PT_1期直肠癌局限于黏膜、黏膜下层内，表现为第二层强回声带完整，肌层低回声未见明显增厚，PT_2期直肠癌侵犯固有肌层，肌层低回声增厚，外周代表直肠周围浆膜的强回声完整。PT_2期或以上的直肠癌局部切除术后有较高的复发机会，更应采用全直肠系膜切除术。高频超声（探头频率>7.5Hz）可以清晰显示黏膜下层强回声带的缺损，从而提高诊断的准确性。ERUS对PT_1期直肠癌的诊断准确性为81%～92%，过高评估为8%～23%，而过低评估为0～18%。诸多研究证明ERUS可以准确判断早期T_1直肠癌和T_2期直肠癌，从而提高TEM的疗效。

T_1期直肠癌局部淋巴结转移率为3%～17%，而T_2期直肠癌局部淋巴结转移率可达40%。尽管经直肠超声检出淋巴结转移准确性比T分期差，为64%～85%。但如果有阳性发现，则需要进一步的全直肠系膜切除术和放、化疗治疗。由于角度、气体、粪渣等多种因素干扰，降低分辨率，影响准确性。对于位置较高的淋巴结，由于探头扫查深度有限易漏诊，此外目前无一项敏感性及特异性均较高的诊断指标判断淋巴结转移。正常淋巴结直径可以>3mm，而转移淋巴结直径可以为2～13mm（平均为7mm）。正常淋巴结和转移淋巴结大小的重叠，大大限制了诊断的准确性。Katsura等人研究发现，18%直径<3mm淋巴结为转移淋巴结。一般来说，单独应用大小作为诊断标准是不够的。结合淋巴结的长径、圆形指数，淋巴结内部回声可能提高诊断的准确性。

直肠类癌起源于黏膜下神经内分泌细胞或全能干细胞，为消化道第三位常发生部位，约占所有类癌的12.6%。直肠类癌可早期穿透黏膜肌层并侵犯黏膜下层，从而ERUS显示为黏膜下均质低回声肿物（图4-8）。在CT或MRI，直肠类癌显示为黏膜下层的界限清或不对称直肠壁增厚，但由于病灶太小，很难显示内部结构特点。

当病灶>10mm，侵犯固有肌层，直肠类癌转移发生率增加。直径≤10mm或局限于黏膜下层内的直肠类癌，具有<2%的转移率，适合TEM切除。因此，准确的术前诊断肿瘤的大小和深度是至关重要的。诸多研究证明ERUS可准确评估的病灶大小和浸润深度。在我们的研究中，ERUS术前判断浸润深度的准确性可达到100%。

子宫内膜异位症是由具有生长功能的子宫内膜出现于子宫体腔内壁以外部位引起的疾患。5%～15%的子宫内膜异位症累及胃肠道，其中直肠和乙状结肠为最常见的部位。子宫内膜通常植入浆膜，并可以向深层浸润，固有肌层增厚及纤维化，从而产生结节状肿物。

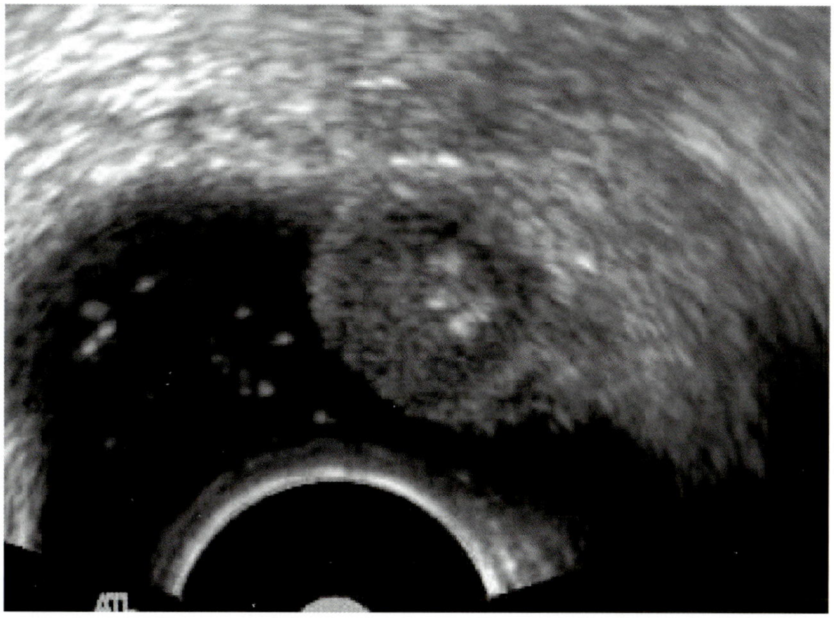

图 4-8　直肠右前壁，距肛门 4 ~ 5cm 处可见低回声 1.29cm × 1.09cm，内部回声不均，可见点状强回声，表面光滑，黏膜下层中强回声可见中断，肌层低回声增厚，浆膜层中强回声完整。病理示直肠类癌侵及固有肌层

ERUS 对直肠子宫内膜异位症具有高灵敏度和特异性（均为 97% ~ 100%）。异位灶通常表现为位于浆膜层的不规则、均匀低回声，并向固有肌层延伸。异位症周边可见强回声环绕，内部回声可由于出血而不均质（图 4-9）。黏膜层通常是完整，但可能会出现黏膜水肿或溃疡。ERUS 可准确判断子宫内膜异位症浸润深度，从而有助于手术方式的选择。

（二）直肠腔内超声在 TEM 术后的应用

直肠肿瘤 TEM 术后局部复发率为 3% ~ 10%，T_2 期直肠癌或合并局部淋巴结转移的复发率更高。复发的主要原因为 T_1 和 T_2 期肿瘤局部切除术后，微小病灶残留或淋巴结中肿瘤细胞的转移。直肠癌术后局部复发的高峰是术后 2 年之内，为了更好地早期发现肿瘤复发，术后 3 ~ 6 个月内做基线超声检查，此后每 3 个月复查一次超声检查至术后 2 年。

直肠癌局部复发可局限于肠壁或侵入肠周脂肪组织。局部复发声像图通常表现吻合口处低回声，多呈完全或部分环形，同时边缘不规则（图 4-10）。转移淋巴结不仅可以伴随肠壁的复发，而且可以单独发生。具有丰富紊乱血流的低回声，可特异性诊断肿瘤复发，相反具有稀少血流的低回声则代表瘢痕形成。由于术后解剖关系变化以及炎症反应，超声图像有时很难区别瘢痕和局部复发。在 ERUS 引导下，对可疑复发肿物和淋巴结行细针穿

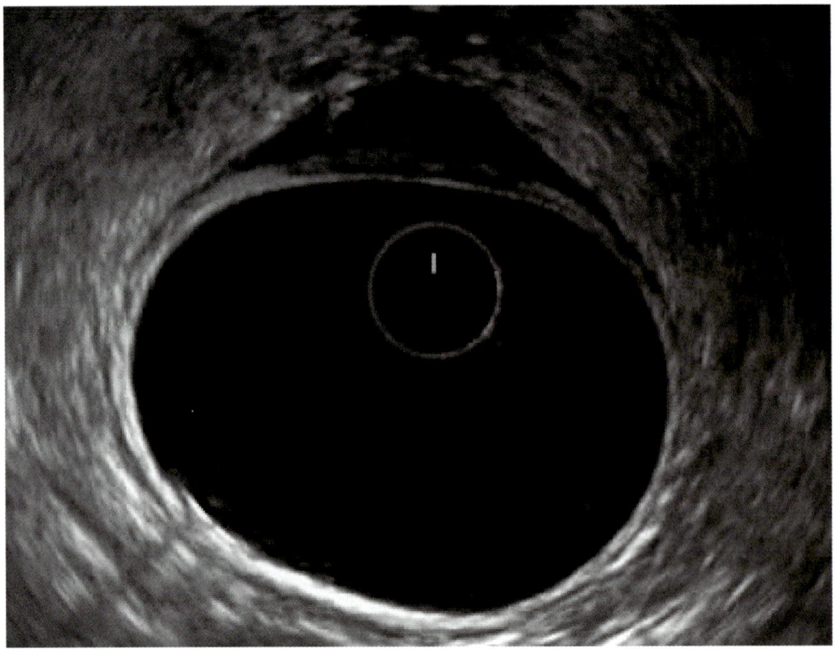

图 4-9　直肠前壁，距肛门 4 ~ 5cm 处可见低回声 2. 33cm × 0. 81cm，内部回声均，黏膜及黏膜下层中强回声完整，肌层低回声增厚

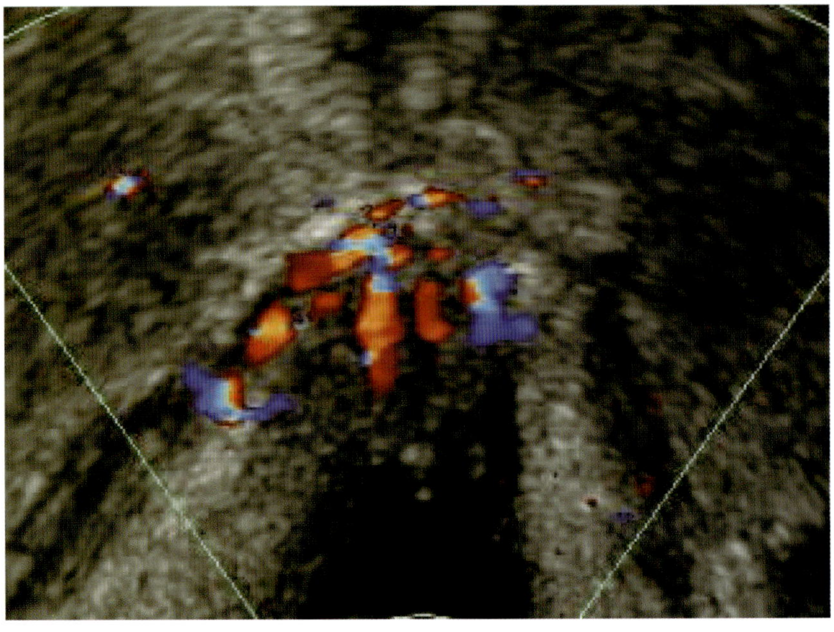

图 4-10　局部切除处可见低回声 0. 99cm × 0. 84cm，CDFI：血流丰富。ERUS 诊断为 uT_2N_0

刺活检，可提高诊断准确率。

ERUS 对局部复发诊断准确性较高，可达到 90%。CT 检查虽然比常规触诊、乙状结肠镜敏感，但是需要病灶的直径在 2cm 以上，相比之下，经直肠超声无此限制，在术后随诊检查中确定局部复发和明确部位方面具有很大作用。

（三）小结

直肠腔内超声不仅可对直肠癌准确分期，而且对直肠类癌及子宫内膜异位症准确诊断。同时对局部复发诊断准确性高，从而使我们相信 ERUS 可作为 TEM 术前和术后可靠的评估方法。

（仲光熙　姜玉新）

三、盆腔磁共振检查（MRI）的作用

目前常用的直肠癌术前分期的影像学手段有直肠腔内超声、CT 和 MRI。MRI 是目前唯一能对直肠癌多个重要预后因素（包括 T 分期、N 分期、直肠系膜浸润、直肠固有筋膜和直肠壁外的血管受累）进行全面评估的影像学手段。

（一）直肠癌术前分期系统（TNM）

直肠癌术前分期对患者治疗方案的制定具有重要意义。对于 T_1 期肿瘤，可以行局部切除（如经肛门内镜微创手术，TEM）。对于 T_2、T_3 期肿瘤，通常需要行遵循全直肠系膜切除（TME）原则的根治性手术。对于 T_4 期肿瘤，通常需要行术前新辅助治疗以达到降期目的。此外，对于 T_3 期肿瘤，还需要评估肿瘤边缘与直肠固有筋膜的最短距离（CRM）。研究显示 CRM 受累与手术后复发率有关，即使是高质量的 TME 手术，仍有 15%～20% 的术后标本显示 CRM 受累，即直肠固有筋膜受累。虽然直肠固有筋膜是否受累没有包括在 TNM 系统中，直肠癌术前分期仍要对 T_3 期肿瘤的两种情况加以区分：①肿瘤仅仅穿透肌层，没有累及直肠固有筋膜；②肿瘤累及直肠固有筋膜。对第一种情况可能可以直接行遵循 TME 的直肠癌根治术，第二种情况需要行术前新辅助治疗。

（二）直肠癌分期常用影像学方法

1．直肠腔内超声（endorectal ultrasound，ERUS）　ERUS 是最早被用于直肠癌术前分期的方法，应用范围最广。它可以准确显示直肠壁的各个层次，清楚地识别肿瘤浸润与肠壁各层的关系。文献报道 ERUS 对直肠癌 T 分期的准确性可达 69%～97%，尤其对早期直肠癌分期非常准确。但由于视野有限，ERUS 很难评估进展期直肠癌向周围浸润的程度和肿瘤边缘与直肠固有筋膜之间的关系。此外，ERUS 结果的准确性与操作者的经验有很大关系。还有，如果肿瘤体积大或肠腔狭窄，腔内超声探头无法通过肠腔；或者肿瘤位于上段直肠，探头只能达到肿瘤的下缘，由于角度受限，可能造成分期不准确。

2．电子计算机 X 射线断层扫描（computed tomography，CT）　CT 被广泛应用于侵袭

性肿瘤的术前评估，但是由于早期 CT 的空间分辨率及对比度分辨率较低，最初的文献报道分期准确性仅为 52%～70%。现代多层螺旋 CT 应用多平面成像技术，使空间分辨率大幅提高，分期准确率也显著提高，如 Kulinna 应用多层螺旋 CT 对 92 位直肠癌患者进行 T 分期，准确率为 86%；Filippone 等对 41 位直肠癌患者的分期准确率为 83%，但目前尚缺乏大量的前瞻性研究证实 CT 术前分期的准确性。CT 图像中直肠癌显示为局部肠壁不规则增厚，但是由于受固有的低对比度分辨率限制，无法显示直肠壁各层，对于一些肠壁没有增厚的较小肿瘤，动脉期的异常强化可能是肿瘤的唯一标志。此外，CT 评估中上段直肠癌与直肠固有筋膜的关系准确率较高，对下段直肠癌评估的准确性则很低，因此可以作为中上段直肠癌术前评估的另一选择。相对于 ERUS 和 MRI，CT 的优势是能够一次快速扫描整个腹、盆腔，包括最易发生血行转移的重要器官——肝脏。

3. 磁共振（magnetic resonance imaging，MRI） MRI 能够多平面成像，具有最好的软组织对比，没有电离辐射，是直肠癌分期的理想方式。但是早期 MRI 的 T 分期准确率仅为 58%～74%，这是由于体线圈的空间分辨率较低，无法清晰区分直肠壁各个层次所致。直肠内线圈的出现改变了这种状况，它可以准确地显示肠壁各个层次，使得 T 分期准确率与直肠内超声相仿。但是直肠内线圈也有缺点，比如：视野小，只能显示范围有限的盆腔解剖结构，因此只能对早期直肠癌做出有效评估。对于进展期直肠癌，直肠内线圈还有可能无法通过狭窄的肠腔。

20 世纪 90 年代后期出现的多通道表面相控阵线圈是射频线圈技术的一大飞跃。相控阵线圈由多个子线圈单元构成，每个单元配备与之匹配的数据采集通道。每一幅图像由所有子线圈提供的信息经数字后处理技术整合而成，使得薄层、高分辨扫描成为可能，图像质量得到明显改善。盆腔相控阵线圈扫描层厚可以达到 3mm，达到与直肠内线圈相同的空间分辨率，而显示的范围则更大。高分辨率 MRI 不但可清晰地显示直肠肠壁的各个层次（图 4-11），而且可以显示连续的直肠固有筋膜（图 4-12）和与直肠癌手术相关的周围组织结构（图 4-13）。

本章主要讨论 MRI 对直肠癌预后因素的评估。

（三）直肠癌预后因素的术前评价

1. MRI 对 T 分期的评估 直肠癌的磁共振诊断和分期主要依靠肿瘤和正常肠壁在 T2WI 信号强度的不同加以区分。目前研究多采用轴位高分辨 T2WI，即小视野（FOV = 16～19cm）、薄层（层厚 3mm，层间距 0）、大矩阵（288×256）垂直于肿瘤长轴扫描。下段直肠肠壁的三个层次——黏膜层、黏膜下层、固有肌层和肠周脂肪在磁共振 T2WI 中都能显示，分别为低信号、稍高信号、线状低信号和高信号（图 4-11）。对于中上段直肠，由于肠腔含气，其信号可能掩盖了低信号的黏膜层，因此难以清晰显示。肿瘤的信号通常稍高于或等于固有肌层（图 4-14）。如果 T2WI 图像中肿瘤呈明显高信号（图 4-15），则提

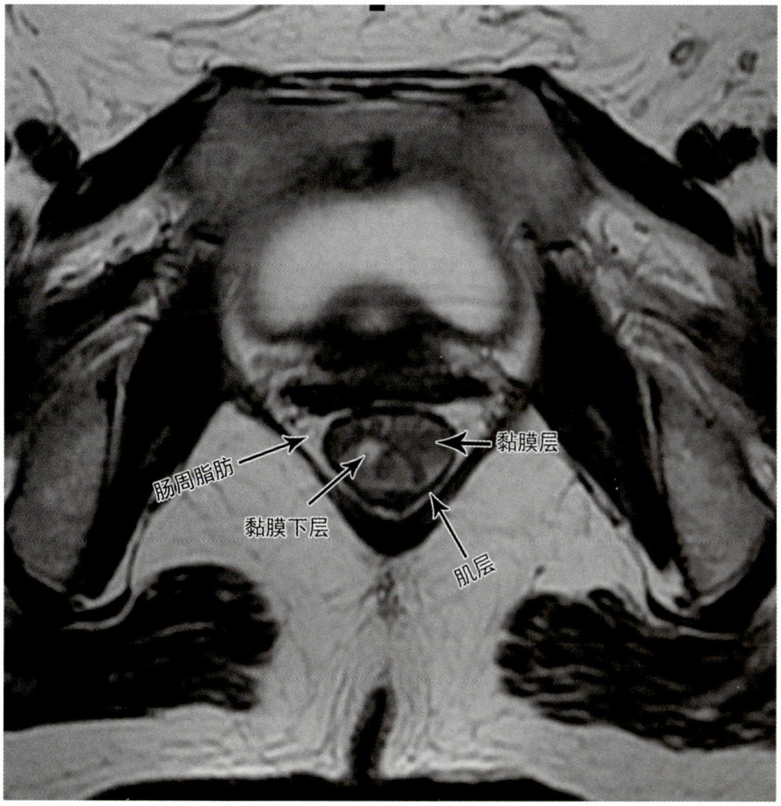

图 4-11　T2WI 直肠肠壁的各个层次。最内层为低信号的黏膜层，稍外为高信号的黏膜下层，然后是低信号的固有肌层，最外层是包绕直肠的肠周脂肪

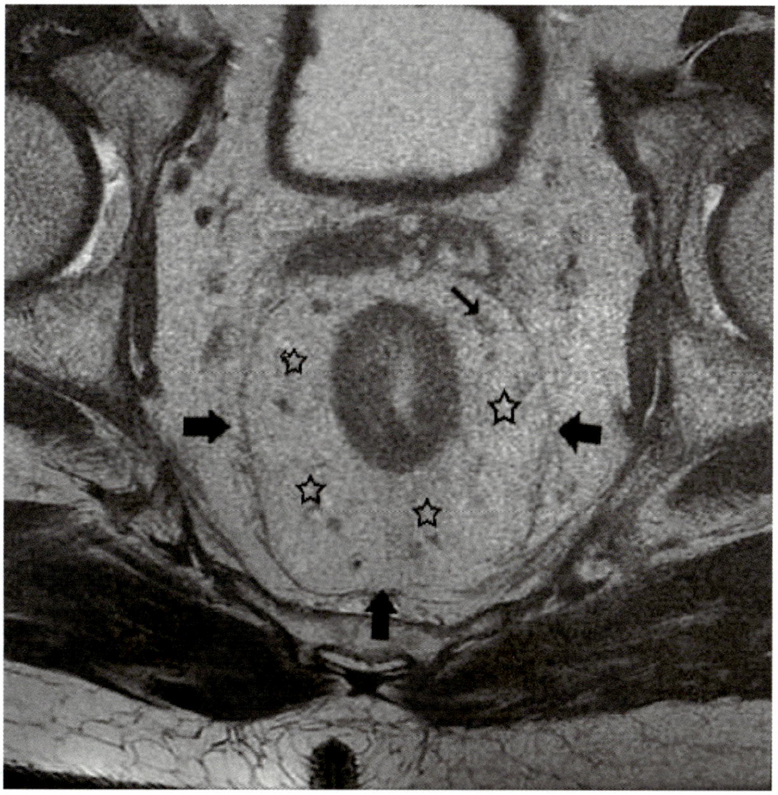

图 4-12　高分辨 MRI 中 T2WI 显示的直肠固有筋膜（黑箭头），呈细线状，包绕直肠、肠周脂肪（五角星）、血管、淋巴结（小箭头）

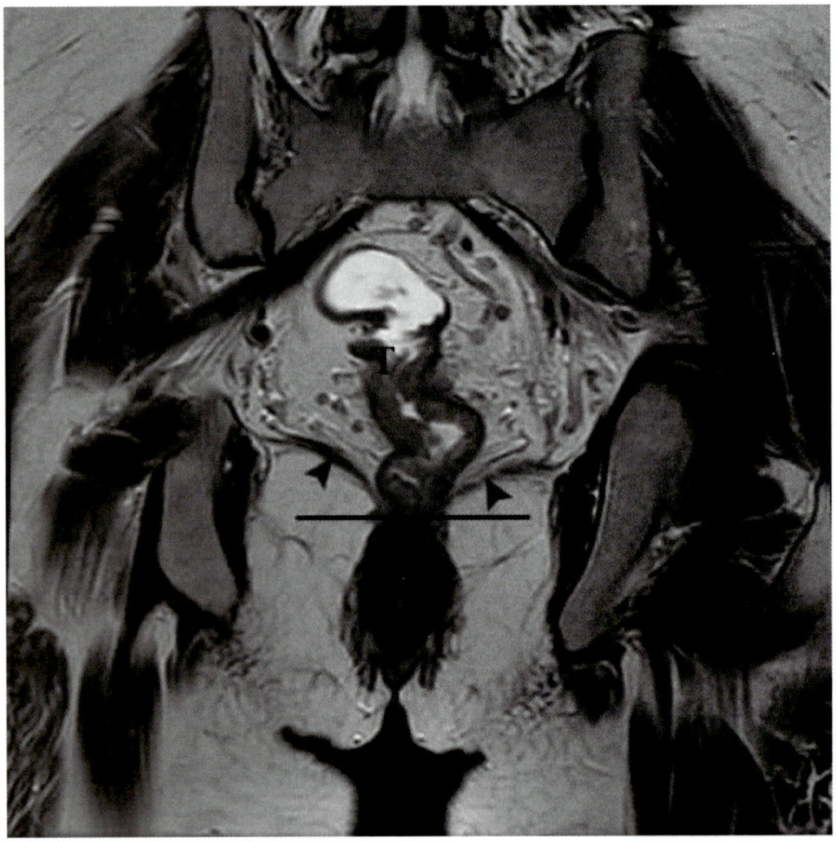

图 4-13 冠状位 T2WI 显示直肠的解剖结构。T 代表肿瘤，三角代表肛提肌，黑线位于肛提肌与直肠交汇处

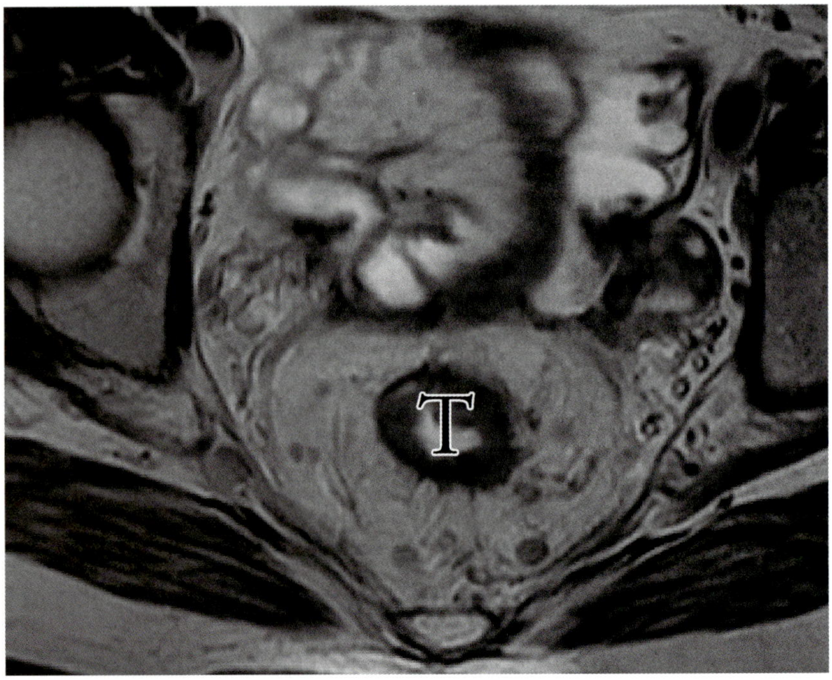

图 4-14 轴位 T2WI 显示腺癌环绕整个肠壁，信号略高于固有肌层。T 代表肿瘤

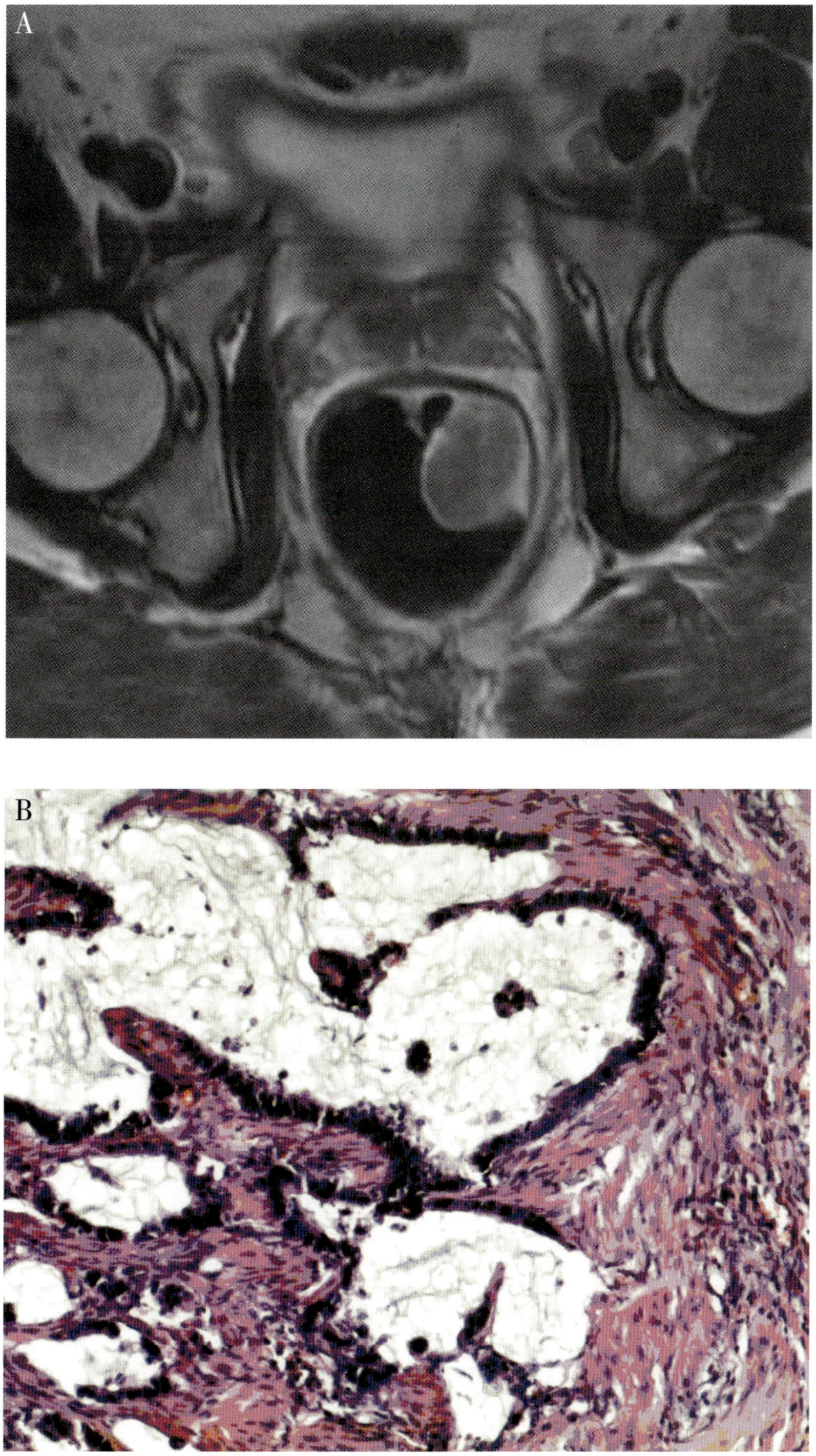

图 4-15 直肠黏液腺癌

A. 轴位 T2WI 中肿瘤信号明显高于固有肌层信号

B. 相应病理学标本显示腺体中含有大量黏液

示黏液腺癌的可能性。直肠黏液腺癌是腺癌的一个特殊亚型，因为肿瘤细胞外含有大量黏液，所以T2WI呈高信号，与腺癌比较其预后较差。T_1期肿瘤累及黏膜层和（或）黏膜下层（图4-16），有时与T_2期肿瘤难以鉴别。T_2期肿瘤累及固有肌层（图4-17），与T_3期的区别在于肠周脂肪是否受累。T_3期肿瘤（图4-18）的特点是固有肌层完全被肿瘤穿透，和肠周脂肪界限不清。T_4期肿瘤浸润肠周其他组织器官（图4-19，图4-20）。对于进展期直肠癌，MRI对周围器官、盆壁和骨髓浸润的显示优于CT。

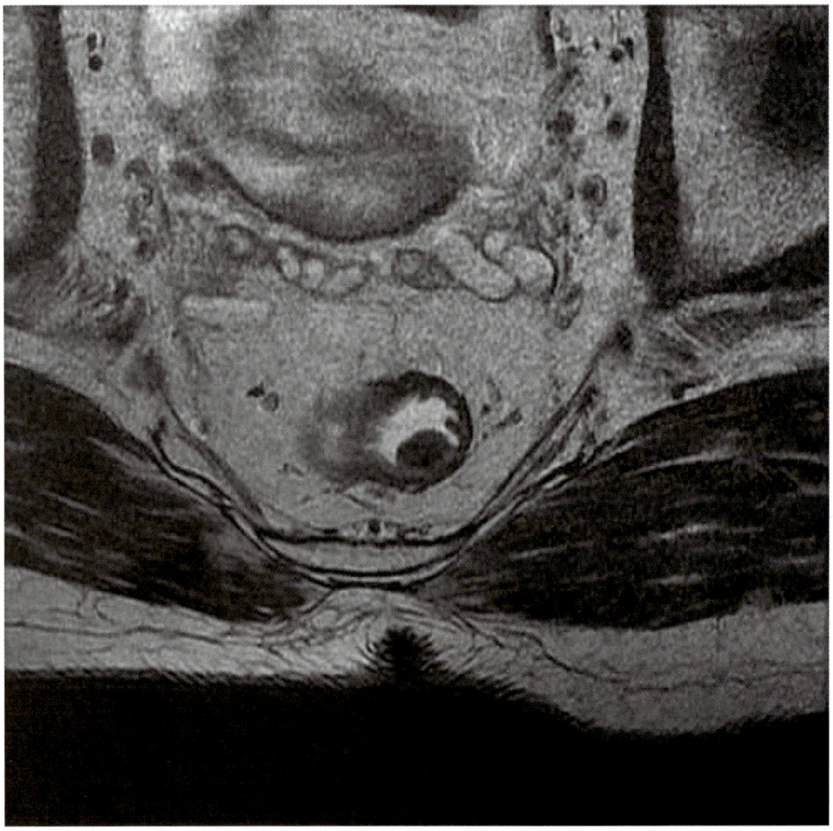

图4-16　T_1期直肠腺癌

T2WI示肿瘤位于直肠后壁，呈等信号，仅累及黏膜下层

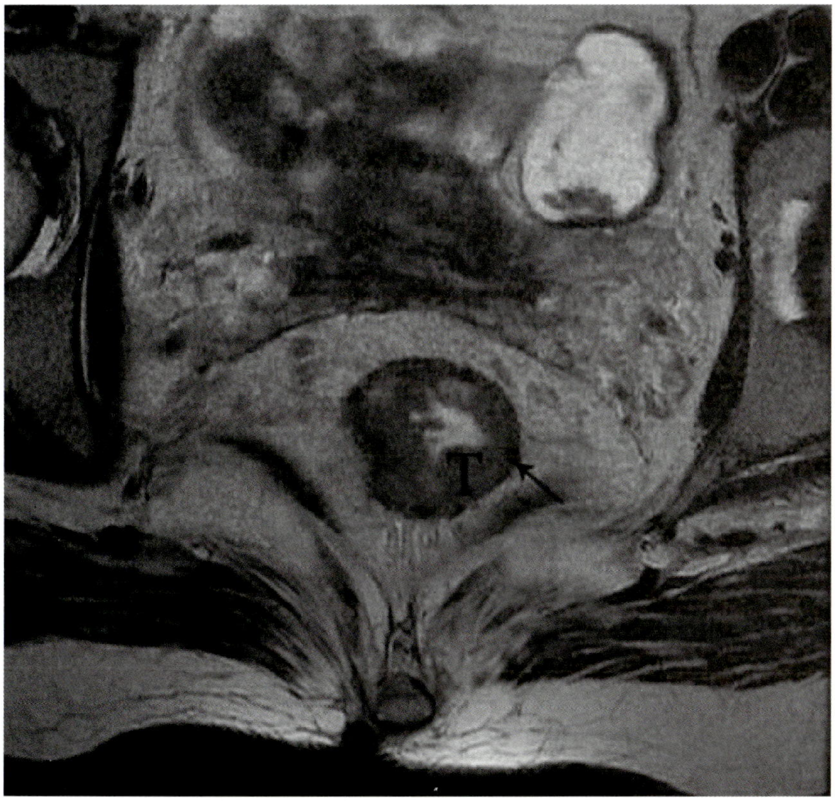

图 4-17 T_2 期直肠腺癌

T2WI 显示肿瘤位于直肠左侧壁，累及固有肌层（小箭头）。T 代表肿瘤

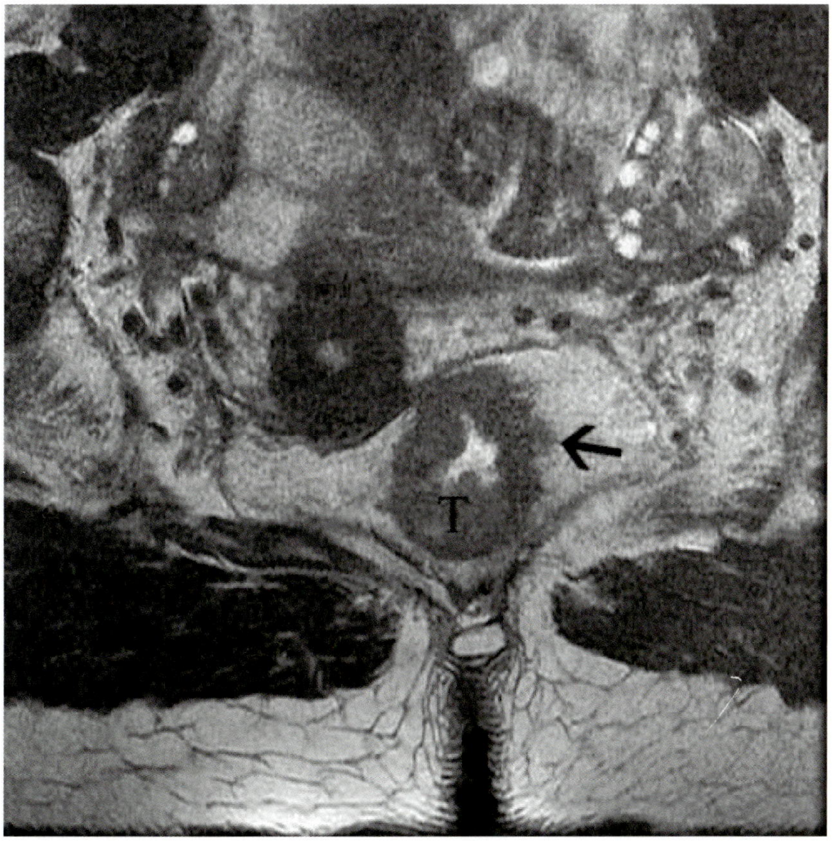

图 4-18 T_3 期直肠癌

T2WI 示肿瘤环绕整个肠壁，穿透左侧壁，未累及直肠系膜。T 代表肿瘤

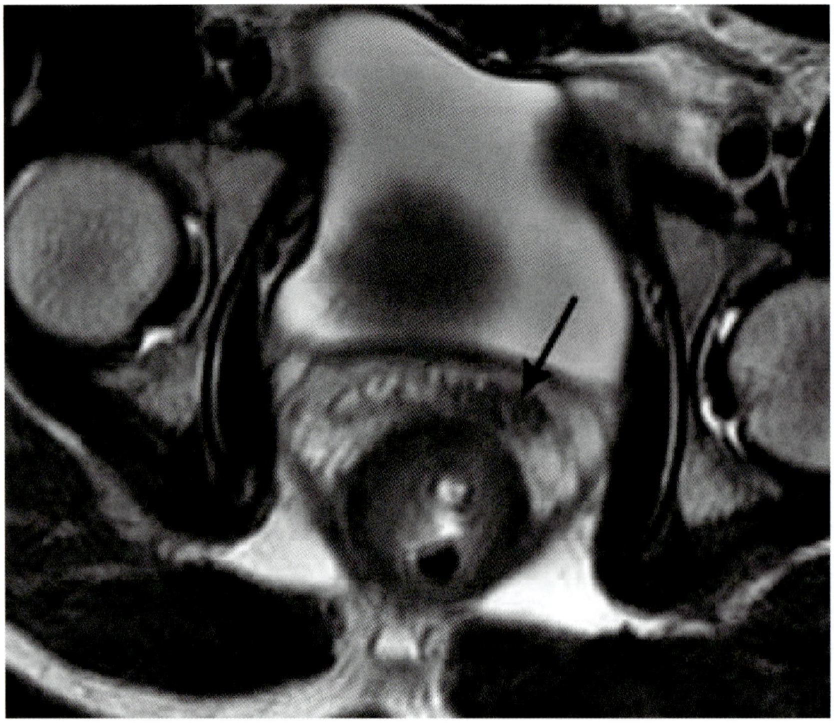

图 4-19　男性，T_4 期直肠癌

轴位 T2WI 显示左侧精囊可见低信号（黑箭头），病理学证实左侧精囊受累，T_4 期

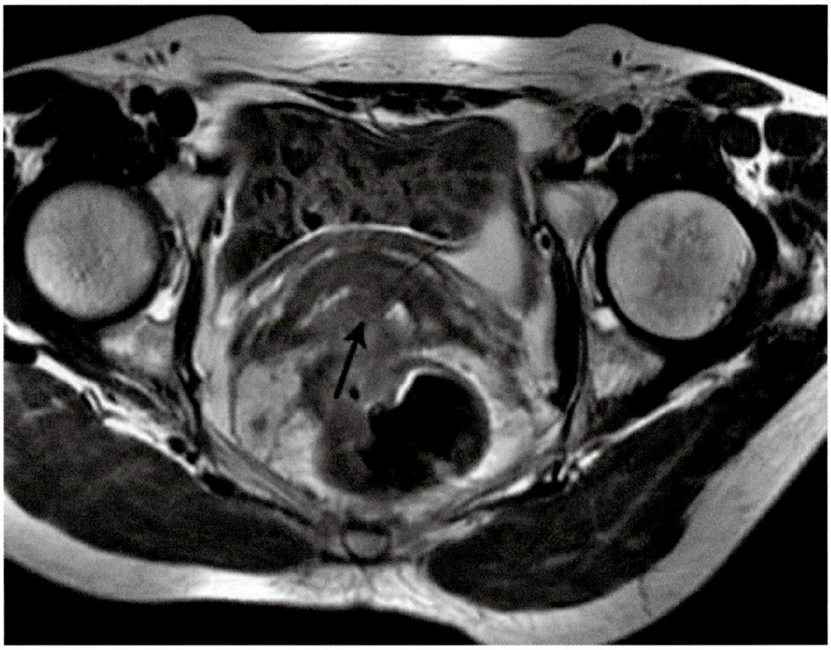

图 4-20　T_4 期直肠癌

T2WI 显示肿物累及子宫后壁（黑箭头）

1999 年，Brown 最先使用 4 通道盆腔相控阵线圈对直肠癌肠壁外浸润进行评估，发现 MRI 对于肠壁外浸润的评估与组织病理学有很好的一致性。之后许多研究也都显示术前 MRI 检查具有很高的准确性，但有时 T_2 期与 T_3 期仍难以鉴别，主要是因为 MRI 对直肠系膜受累和促结缔组织增生性反应很难区分。促结缔组织增生性反应是一种反应性的组织改变，通常发生在肿瘤周围，经常导致索条样突出，含有或不含有肿瘤细胞（图 4-21，图 4-22）。这种情况不仅发生在 MRI，在 ERUS 进行直肠癌分期时也是经常遇到的难题。但这样的鉴别不会影响总体的术前和手术治疗方案。对于直肠癌 MRI 术前分期准确率最大宗的研究项目是 MERCURY，由英国、德国、挪威和瑞典共 11 个研究中心对 679 位患者进行前瞻性研究，结果表明，MRI 显示肿瘤浸润的误差很小，可以准确地评估肿瘤的肠壁外浸润。目前对于造影剂的应用价值仍有争议，近期的文献认为静脉注射造影剂不能明显增加 MRI 对直肠癌分期的准确性。

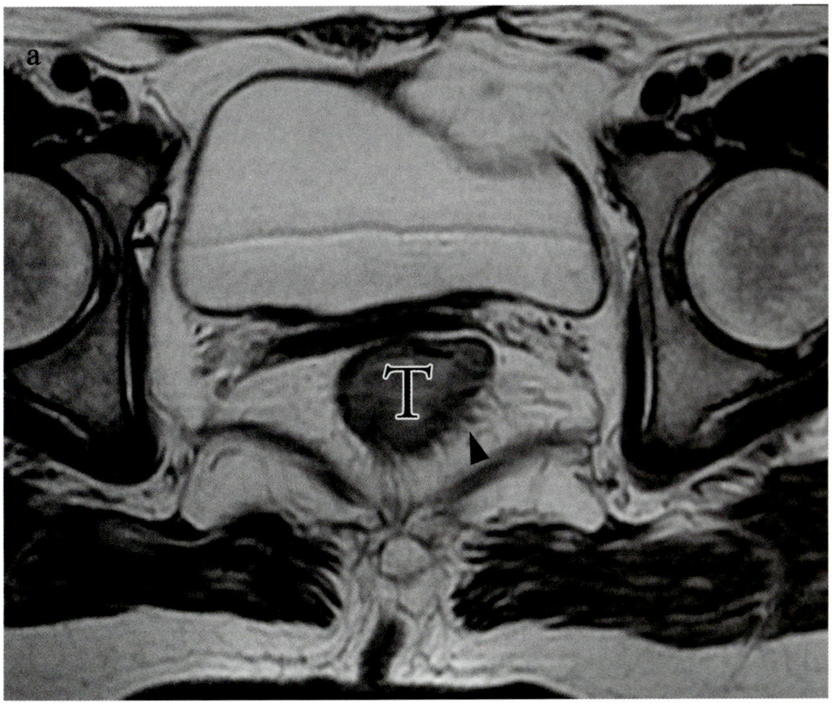

图 4-21　轴位 T2WI 显示直肠左侧壁及后壁锯齿样凸起（黑三角），突入直肠系膜，MRI 诊断为 T_3 期。病理学诊断为 T_2 期

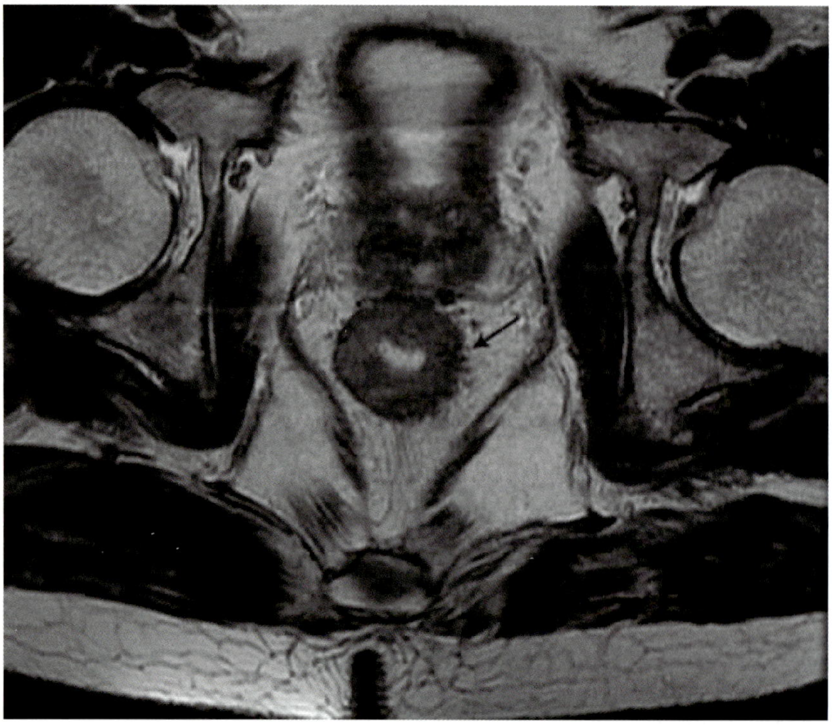

图 4-22 轴位 T2WI 显示直肠左侧壁可见细毛刺影（小箭头），考虑为小血管及纤维性改变，为 T_2 期。病理学证实结缔组织中含有肿瘤细胞，为 T_3 期

2. MRI 对 N 分期的评估 淋巴结（lymph node，LN）转移是一个重要的直肠癌生存和复发的预后因素。一些学者认为淋巴结转移与较高的局部复发率有关，比如 TNM 分期中 N_2 期的患者局部复发率明显高于 N_0 或 N_1 期的患者。其次，如果含有癌细胞的淋巴结与直肠固有筋膜贴近，也将增加局部复发率。直肠固有筋膜外的淋巴结转移可能需要扩大范围的淋巴结清扫以达到彻底消除肿瘤的目的。术前新辅助治疗有可能实现肿瘤和淋巴结的降期，因此 N_2 期或 MRI 发现恶性淋巴结累及直肠固有筋膜的患者需要行术前新辅助治疗，以降低术后局部复发率。

小视野（16 ~ 18cm）、高分辨率（3mm 层厚）的 T_2 加权像可以清楚地显示直肠系膜内的淋巴结。与直肠和系膜长轴垂直的轴位像通常被用来评估 N 分期。在 T_2 加权像中，正常的直肠系膜内淋巴结可以是低、中、高信号，可能与血管横断面混淆，我们可以通过追踪连续层面和是否存在留空信号对两者加以区分（图4-23）。扫描范围应尽可能多地覆盖直肠系膜。对于评估盆壁淋巴结，冠状位T2WI也很有帮助，能够覆盖后侧的直肠系膜和盆壁部分（图4-24）。

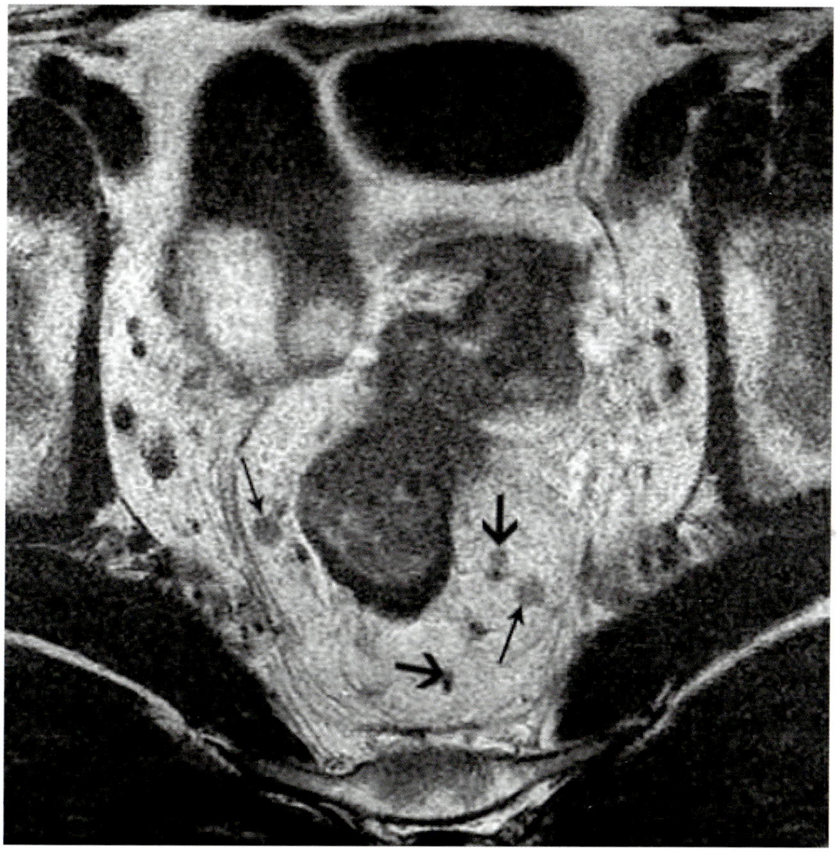

图4-23　轴位高分辨T2WI显示淋巴结（小箭头）及血管（粗箭头），血管出现在连续层面中并可见留空信号

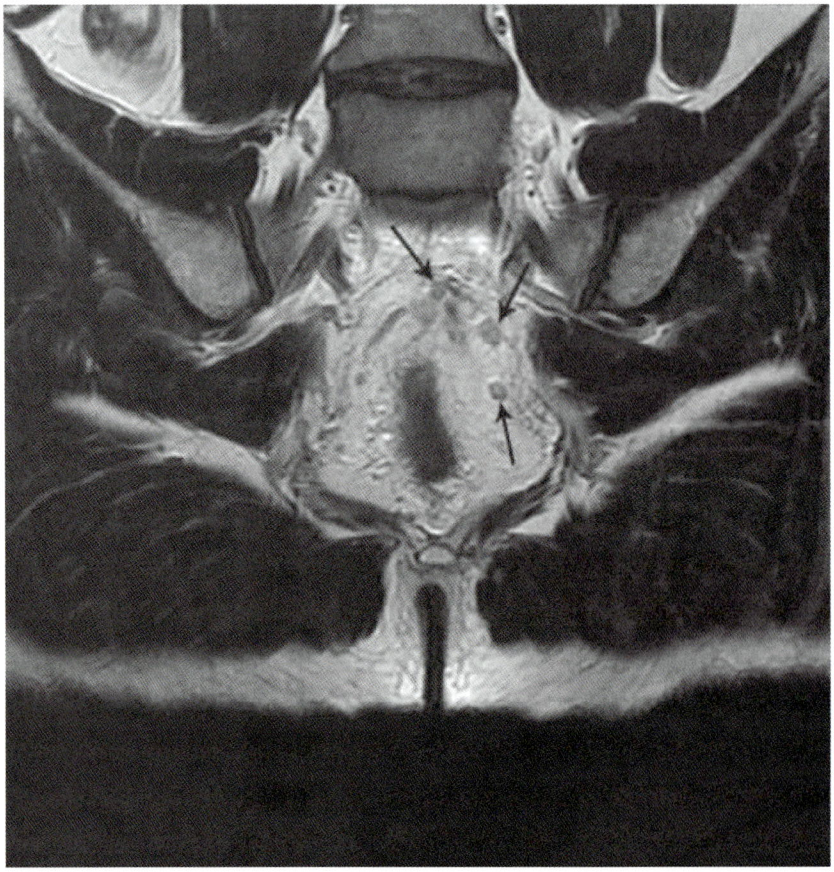

图 4-24 斜冠状位（平行于肠轴或垂直于肿瘤）T2WI 有利于显示直肠后系膜及盆壁淋巴结（小箭头）

需要说明的是，MRI 与组织病理学能够发现的淋巴结数量不完全相同，这是因为目前的影像学手段不能显示全部直径 <3mm 的淋巴结。即使拥有优良的软组织对比度，MRI 能够显示的淋巴结仅占组织病理学发现的 65%～77%，其余淋巴结中因为体积太小（<3mm）无法在 MRI 显示，但其中仅有 2%～6% 为恶性淋巴结。

目前的影像学技术很难非常准确地判断淋巴结是否发生转移。目前研究认为，以直径大小作为淋巴结是否发生转移的标准不够准确，这是因为直肠系膜内良、恶性淋巴结的体积都比较小，而且淋巴结增生导致的体积增大也很常见（图 4-25）。近期的研究显示，在高分辨 T2WI 中，以淋巴结边缘是否光滑及信号是否均匀作为区分良、恶性的标准更为准

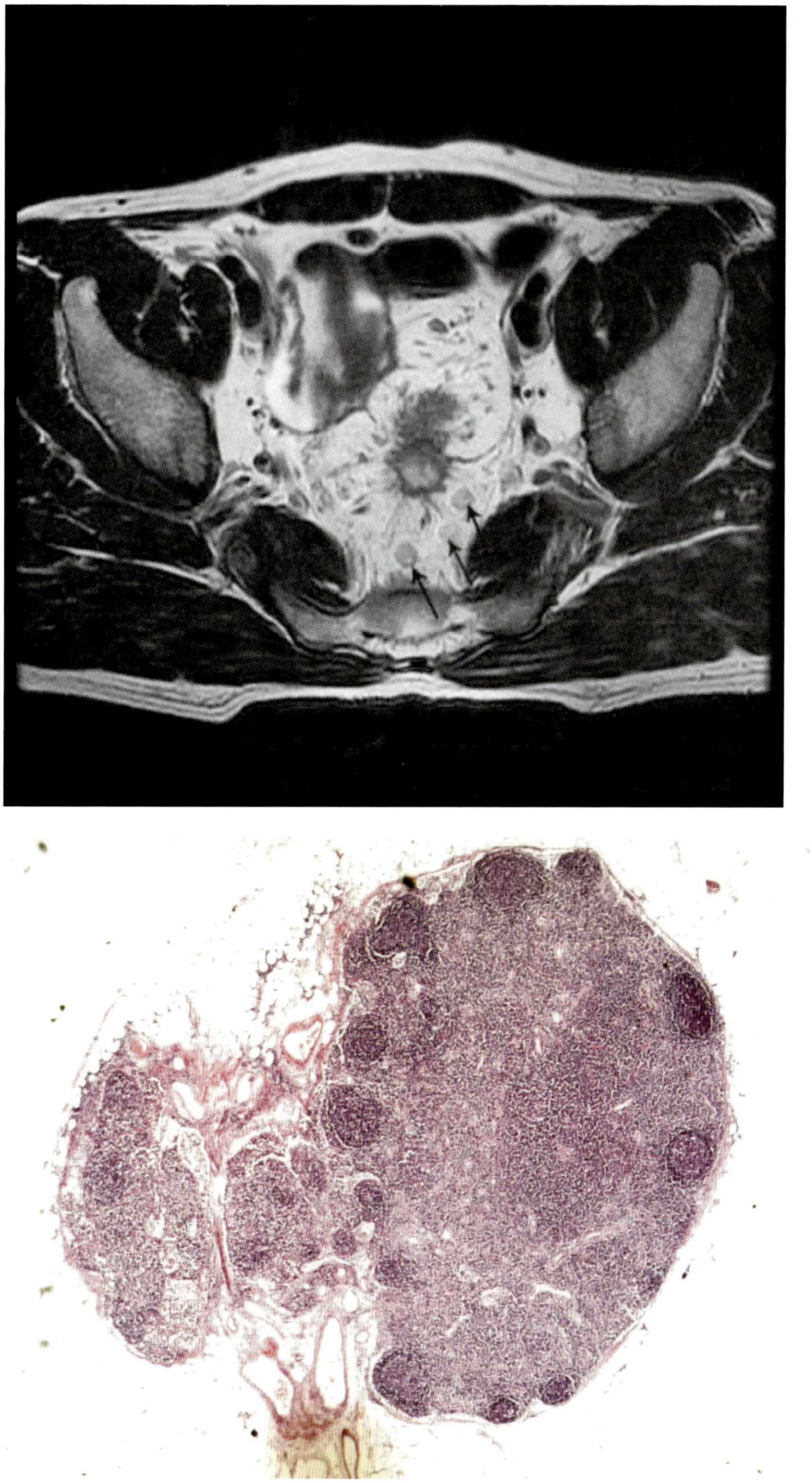

图 4-25　轴位 T2WI 显示直肠系膜多发肿大淋巴结（小箭头），病理学证实为淋巴结增生

确。恶性淋巴结通常边缘不光滑，信号不均匀。原因是淋巴结边缘不规则与包膜外浸润有关，信号不均匀与淋巴结内存在的肿瘤灶有关（图4-26A）。采用上述标准评估直径≥3mm淋巴结的良、恶性，其敏感性可达85%，特异性97%。但由于MRI不能发现所有淋巴结中的微转移灶，因此即使没有发现明显的恶性淋巴结，也不能说明一定没有发生淋巴结转移。

磁共振扩散加权成像（diffusion-weighted imaging，DWI）依靠水分子的布朗运动为组织成像对比提供了新的技术，它反映了组织中细胞膜、生物大分子及纤维对水分子布朗运动的限制。当细胞外间隙发生改变时，扩散方式就会发生改变。细胞密度增加导致细胞外间隙减小，水分子扩散受限，因此DWI呈高信号，相应的定量参数即表观扩散系数（apparent diffusion coefficient，ADC）减小；相反，如果细胞外间隙增加，DWI呈低信号，ADC值增大。肿瘤及恶性淋巴结的细胞数量更多，细胞外间隙更小，细胞核异型性更大，因此水分子扩散更加受限，在DWI图像中信号更高，ADC值更低（图4-26B），这为良、恶性淋巴结的鉴别提供了新的思路。早期由于腹、盆腔器官的生理性运动产生运动伪影、较低的图像分辨率和低信噪比等原因，限制了DWI在腹、盆腔成像的应用。随着空间敏感性编码技术（array spatial sensitivity encoding technique，ASSET）的应用，缩短了成像时间，降低了图像伪影，使腹、盆腔DWI成像成为可能。

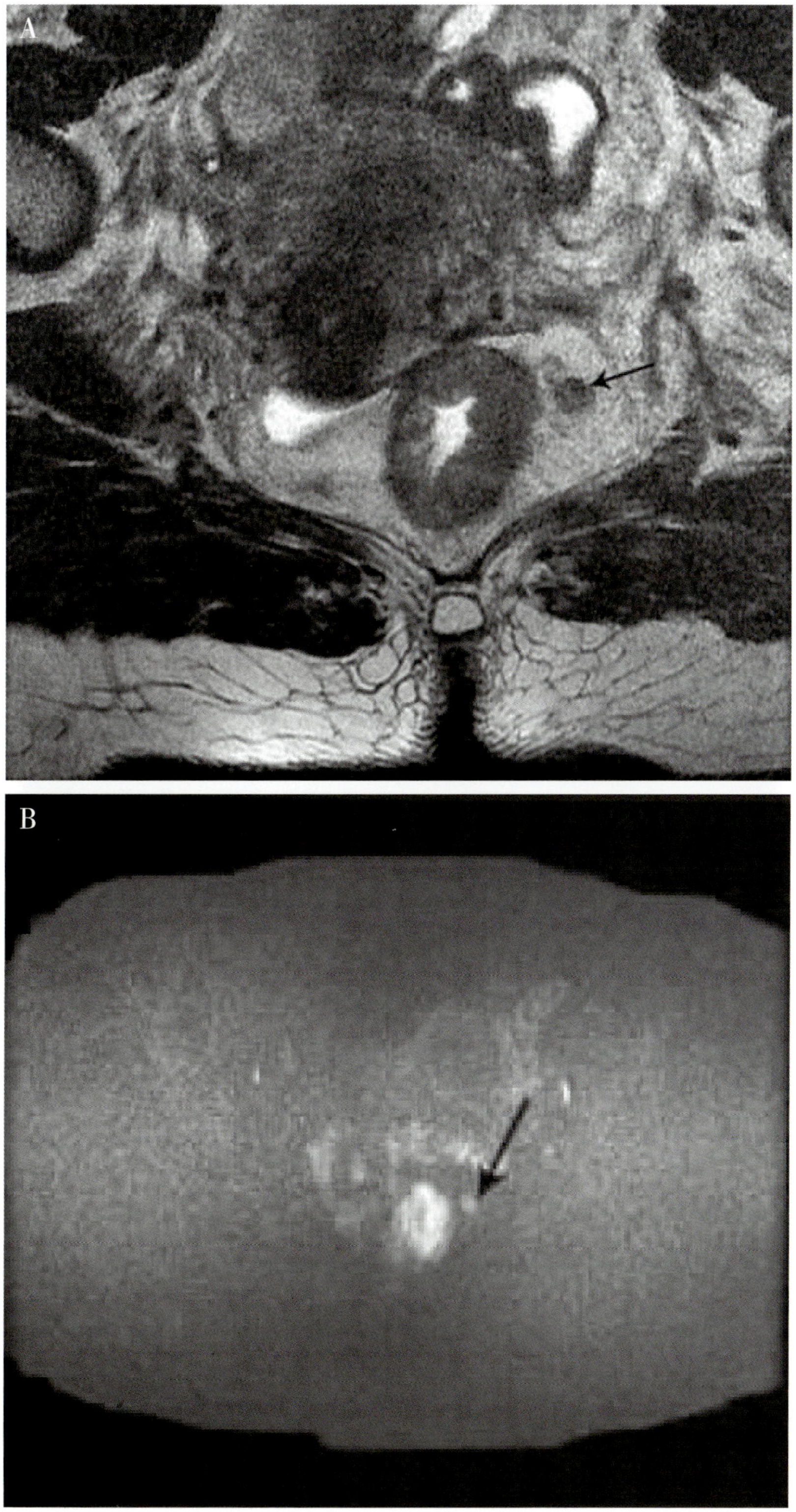

图 4-26　A. 轴位 T2WI 示直肠系膜内淋巴结（小箭头），信号不均匀，内可见更低信号，边缘不光滑。病理学证实为淋巴结转移。B. 对应 DWI 转移淋巴结（黑箭头）及肿瘤呈高信号

3. MRI 对环周切缘（circumferential resection margin，CRM）的评估 MRI 能够显示与 TME 手术相关的解剖结构，如腹膜反折、Denonvilliers 筋膜、盆神经、直肠固有筋膜和直肠系膜本身。Bissett 等通过标记证实了 MRI 中看到的直肠固有筋膜与 TME 手术中的 CRM 对应。目前认为，MRI 对直肠固有筋膜的术前评估是所有影像学方法中最准确的。如果肿瘤已经浸润直肠固有筋膜或肿瘤距直肠固有筋膜的最短距离 <1mm，则 CRM 受累（图 4-27）。如果肿瘤、系膜内癌结节或可疑的转移淋巴结和直肠固有筋膜的最短距离超过 6mm，则认为 CRM 未受累（图 4-28）。肿瘤距离直肠固有筋膜的距离为 1～5mm 之间时，CRM 是否受累仍有争议。

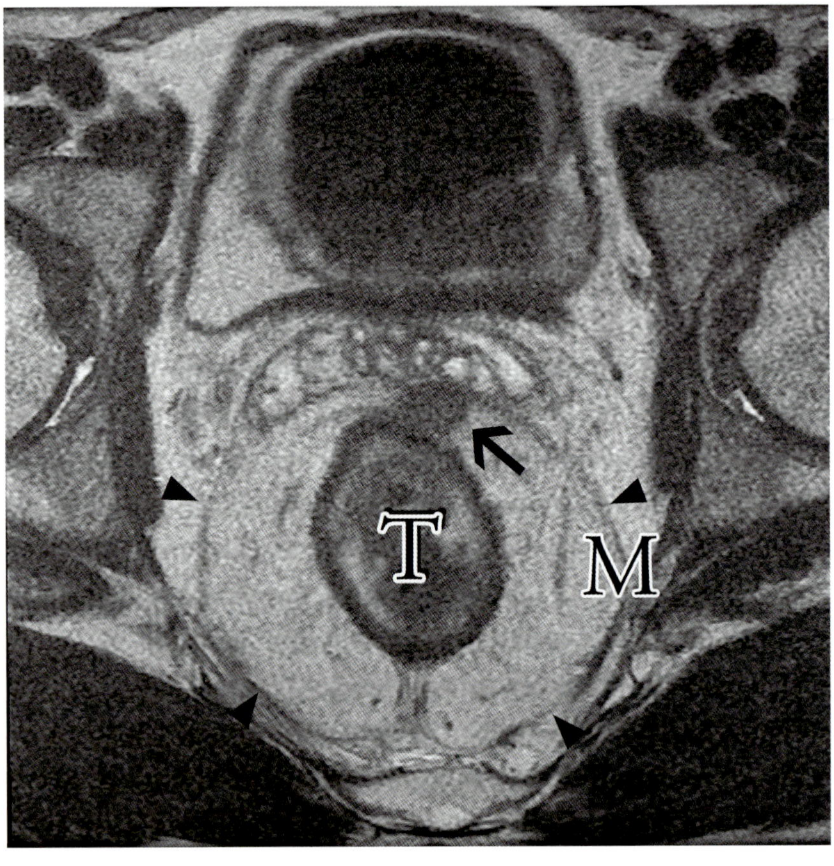

图 4-27 轴位高分辨 T2WI 显示肿瘤累及直肠固有筋膜

T 代表肿瘤，箭头代表突出肠壁外的肿瘤。三角和 M 代表直肠固有筋膜

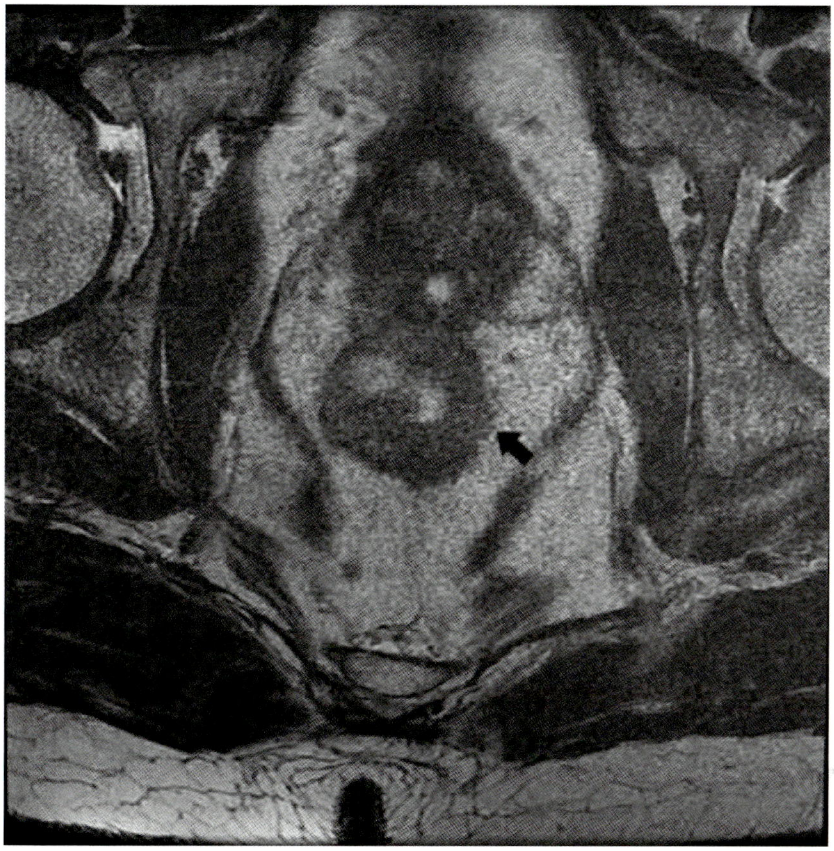

图 4-28 轴位高分辨 T2WI 显示肿瘤突出直肠壁，但未累及直肠固有筋膜

(四) 结论

使用高分辨 MRI 对直肠癌患者进行详细的术前分期，使得我们可以在不接触肿瘤的情况下，对患者的预后危险因素进行全面的评估，从而挑选出能够获益于术前新辅助治疗的患者。尽管 MRI 对于 T 分期有其自身的限制，但它是目前唯一能准确评估肿瘤外缘与直肠固有筋膜关系，从而对 CRM 进行准确评估的影像学技术。

（秦明伟 丛冠宁 贺 丹）

四、直肠镜及结肠镜检查

在行经肛门内镜微创手术（TEM）之前，必须对直肠病变的部位、方位、性质、大小、浸润深度等进行全面评估，从而确定是否有 TEM 手术的适应证，对部分病例还可以通过结肠镜进行术前准备，如病灶的标记、带蒂息肉的切除等，以降低手术难度、简化手术步骤。

（一）内镜下病变的术前评估

1．结肠镜检查 结肠镜是检测结直肠病变最主要的方法。由于结直肠病变常常为多发性，尤其是息肉性病变，单纯进行直肠镜或乙状结肠镜检查，将会漏掉降结肠、横结肠及升结肠的病变。所以在 TEM 术前，必须通过结肠镜对结肠进行全面评估，主要目的在于明确直肠外是否同时存在其他病变。对于已发现的直肠病变，除通过结肠镜直接观察病变之外，还可以结合结肠镜下的放大染色或特殊光成像技术、超声内镜（EUS）及组织活检，准确判断病变的部位、性质、大小、浸润深度及局部淋巴结转移情况。

结肠镜可以直接观察病变的部位、大小、形态及范围。内镜下大肠肿瘤及肿瘤样病变大体上可分为隆起型（Ⅰ型）、浅表型（Ⅱ型）和特殊型，如结节样成簇病变。隆起型又可分为有蒂性（Ⅰp）、无蒂性（Ⅰs）和亚蒂性（Ⅰsp）。浅表型又可分为表面隆起型（Ⅱa）、表面平坦型（Ⅱb）和表面凹陷型（Ⅱc）。临床研究显示，大肠肿瘤中隆起型占大多数，浅表型中以Ⅱa 型最多见，Ⅱb 和Ⅱc 型病变极为少见。Ⅱc 及Ⅱc + Ⅱa 型病变的癌变率明显高于其他类型。

另外，放大染色结肠镜及配备有特殊光成像技术的新型内镜，如窄波成像技术（NBI）、电子染色技术等，还可通过观察病变部位黏膜表面的隐窝形态初步判断病变性质。根据工藤的隐窝形态分类：

Ⅰ型：为圆形隐窝，排列比较整齐，无异型性，一般为正常腺管开口。

Ⅱ型：为星状或乳头状隐窝，排列尚整齐，无异型性，一般为炎性或增生性病变。

Ⅲ型分为两型：

ⅢL 型：称为大腺管型，隐窝形态比正常增大，排列规则，无异型性，为隆起性腺瘤的基本形态，其中约 86.7% 为腺瘤，其余为黏膜癌；

ⅢS 型：称为小腺管型，由比正常小的隐窝聚集而成，隐窝没有分支，为凹陷型肿瘤的基本形态，主要为高度异型增生的腺瘤，亦可见黏膜内癌。

Ⅳ型：为分支或脑回状隐窝，是绒毛性腺瘤的特征，黏膜内癌可占 37.2%。

Ⅴ型：为不规则或无结构型隐窝，是结直肠癌的特征，其中黏膜下癌可占 62.5%。

在此基础上对病灶进行针对性的组织活检，可提高诊断阳性率。

通过 EUS 对病变进行 TNM 分期，可以决定进一步治疗方案，因而对于绝大多数直肠病变，术前的结肠镜下超声检查是必须检查项目。在 EUS 下，正常直肠壁表现为高低回声相间的 5 层结构：第一层高回声为界面层与黏膜浅层，第二层低回声为黏膜深层，第三层高回声为黏膜下层，第四层低回声为固有肌层，第五层高回声为浆膜/浆膜下层。局限在黏膜层或黏膜下层的病变为 T_1 期，侵犯但未穿透固有肌层的病变为 T_2 期，穿透肠壁全层的病变为 T_3 期，侵犯邻近器官的病变为 T_4 期，存在局部淋巴结转移为 N_1 期。由于高频率超声微探头的应用，EUS 能够清楚地显示直肠壁的各层结构及病变累及范围，对于肿瘤的 T 分期有很高的准确性，不同报道 EUS 对病变浸润深度判断的准确性能够达到75%~90%。超声探头的频率越高，组织穿透率越低，对于肠壁外较远的淋巴结显示欠佳，一般而言，超声显示为圆形、横径 >1cm、呈现均匀低回声的淋巴结以肿瘤转移的可能性大，但炎性淋巴结肿大与转移淋巴结在超声内镜下并不能截然分开，因而，EUS 对局部淋巴结转移判断的准确性稍低，各家报道为 73%~83%。由于 EUS 超声波的穿透范围有限，对于肿瘤的 M 分期准确率不如 CT 检查。对于大的结直肠息肉，EUS 通过对息肉深部累及范围及回声变化的观察，比内镜下活检更易发现潜在的浸润性癌。

EUS 的结果直接决定了进一步治疗方案，如 EUS 提示病变已浸润至黏膜下层，即使内镜下活检结果阴性，也应该进行病变肠壁的全层切除。如果 EUS 提示病变完全局限于黏膜层，相对而言，存在淋巴结转移的可能性很小，沿黏膜下层进行病变剥离术就足以根治病变；T_2 期病变，术前需要进行新辅助性放、化疗；T_3 期病变，则不宜进行 TEM 治疗。而存在淋巴结转移更是 TEM 治疗的禁忌证。

2. 硬式直肠镜检查 另一方面，术前明确病变的确切高度和方位对于 TEM 也非常重要。所谓高度，指病变近端距肛缘的距离；所谓方位，指病变位于环形肠壁的位置，如直肠前壁、后壁、侧壁等。由于常用的可曲式结肠镜对病变位置的评估结果并不准确，而硬式直肠镜可显示病变距齿状线的确切距离，因而在 TEM 术前必须通过硬式直肠镜对病变的高度和方位进行确切定位。

对于齿状线上方近距离的病变，由于操作时内镜位置过低，二氧化碳不易保留在直肠腔内，导致直肠充气扩张不充分，病变暴露不理想，经 TEM 手术难度相对更大。另一方面，由于 TEM 设备的外径为 4cm，长度包括 12cm 和 20cm 两种，对于距齿状线 15cm 以上的病变，如果直肠、乙状结肠的内径 <4cm，则会妨碍内镜进入到必要的深度，也无法行 TEM 手术。后面这种情况下，在 TEM 术前应同时签署经直肠低位前切除术的知情同意书。

术前用硬式直肠镜对病变进行准确定位的另一目的是根据病变在肠壁的方位确定 TEM 术中患者的体位。TEM 手术的理想体位是使病变处于视野的下方，因此，直肠前壁病变时患者应采取俯卧位，后壁病变应采取截石位。对于环腔生长的病变，可能需要在某一体位切除部分病变，转换体位后再进行剩余病变的切除。

（二）病变术前内镜下准备

为使病变更容易通过 TEM 切除，有时需要在术前对病变进行必要的准备，包括准确标记病变部位、对病变减容等，而术前准备的时机则取决于病变本身的性质。

临床上常常遇到这样的情况：经结肠镜直肠息肉切除术后病理回报为恶性病变，且边缘可疑，这种情况下通常需再次进行TEM手术，但手术的时机非常重要。若距离息肉切除术时间太接近，则由于息肉切除术后继发炎症而使解剖层面扭曲变形，会增加手术难度；若TEM手术太迟，则可能由于息肉切除部位完全愈合，使需要手术切除的病变部位难以识别。因此，及时对病变部位进行标记至关重要。最好由TEM术者术前亲自完成病变的标记，标记物可使用消毒后的印度墨汁。标记的方法也很重要，正确的方法是在病变周围短距离内，或最好在切缘上，进行黏膜下注射，使标记物在病变周围形成轮廓，而病变本身不受墨汁污染；如果标记距离与病变太近，会造成病变区大片组织变黑，解剖层面难以辨认，更增加了TEM手术难度。注射深度应深达黏膜下层，局限于黏膜层的标记会很快消失。

对于体积较大的息肉，在TEM术前应在结肠镜下使用圈套器切除息肉的突出部分，进行适当的减容，否则，TEM手术过程中如果息肉脱垂进入直肠镜内，将干扰对病变基底部的观察与操作。病变的减容可以在术前结肠镜评估时完成，也可以在TEM手术当天进行。在手术当日行病变减容术的优点在于可避免由于息肉切除继发炎症而导致的解剖层次扭曲，但手术时，除TEM常规器械外，需额外准备电切除息肉所需要的钢丝圈套器。

综上所述，结肠镜、超声内镜和硬式直肠镜检查是TEM术前准备中的必备项目，在病变部位、方位、浸润深度等各方面的评估上起到至关重要的作用，并能够指导选择进一步治疗方案。而术前通过内镜对病变进行标记和减容更能起到简化TEM手术步骤、降低手术难度的作用。另一方面，任何一方面术前准备的欠缺将导致手术时间延长、病变切除不完全，甚至最终手术失败。

（舒慧君　姚　方）

参考文献

[1] Beynon J, Foy DM, Roe AM, et al. Endoluminal ultrasound in the assessment of local invasion of rectal cancer. Br J Surg, 1986, 73: 474 - 477.

[2] Worrell S, Horvath K, Blakemore T, et al. Endorectal ultrasound detection of focal carcinoma within rectal adenomas. Am J Surg, 2004, 187: 625 - 629.

[3] Kauer WK, Prantl L, Dittler HJ, et al. The value of endosonographic rectal carcinoma staging in routine diagnostics: a 10-year analysis. Surg Endosc, 2004, 18: 1075 - 1078.

[4] Kulig J, Richter P, Gurda-Duda A, et al. The role and value of endorectal ultrasonography in diagnosing T1 rectal tumors. Ultrasound Med Biol, 2006, 32 (4): 469 - 472.

[5] Glancy DG, Pullyblank AM, Thomas MG. The role of colonoscopic endoanal ultrasound scanning (EUS) in selecting patients suitable for resection by transanal endoscopic microsurgery (TEM). Colorectal Dis, 2005, 7: 148 - 150.

[6] Zorcolo L, Fantola G, Cabras F, et al. Preoperative staging of patients with rectal tumors suitable for transanal en-

doscopic microsurgery (TEM): comparison of endorectal ultrasound and histopathologic findings. Surg Endosc, 2009, 23:1384-1389.

[7] Navatvongs S, Rojanasakul A, Reiman HM, et al. The risk of lymph node metastasis in colorectal polyps with invasive adenocarcinoma. Dis Colon Rectum, 1991, 34:323-328.

[8] Katsura Y, Yamada K, Ishizawa T, et al. Endorectal ultrasonography for the assessment of wall invasion and lymph node metastases in rectal cancer. Dis Colon Rectum, 1992, 35:362-368.

[9] Modlin IM, Sandor A. An analysis of 8305 cases of carcinoid tumors. Cancer, 1997, 79:813-829.

[10] Yoshikane H, Tsukamoto Y, Niwa Y, et al. Carcinoid tumors of the gastrointestinal tract: evaluation with endoscopic ultrasonography. Gastrointest Endosc, 1993, 39:375-383.

[11] Fujishima H, Misawa T, Maruoka A, et al. Rectal carcinoid tumor: endoscopic ultrasonographic detection and endoscopic removal. Eur J Radiol, 1993, 16:198-200.

[12] Kobayashi K, Katsumata T, Yoshizawa S, et al. Indication of endoscopic polypectomy for rectal carcinoid tumors and clinical usefulness of endoscopic ultrasonography. Dis Colon Rectum, 2005, 48:285-291.

[13] Olive DL, Schwartz LB. Endometriosis. N Engl J Med, 1993, 328:1759-1769.

[14] Pishvaian AC, Ahlawat SK, Garvin D, et al. Role of EUS and EUS-guided FNA in the diagnosis of symptomatic rectosigmoid endometriosis. Gastrointest Endosc, 2006, 63:331-335.

[15] Woodward PJ, Sohaey R, Mezzetti Jr TP. Endometriosis: radiologicepathologic correlation. Radio Graphics, 2001, 21: 193-216.

[16] Koga K, Osuga Y, Yano T, et al. Characteristic images of deeply infiltrating rectosigmoid endometriosis on transvaginal and transrectal ultrasonography. Hum Reprod, 2003, 18:1328-1333.

[17] De Anda EH, Lee SH, Finne CO, et al. Endorectal ultrasound in the follow-up of rectal cancer patients treated by local excision or radical surgery. Dis Colon Rectum, 2004, 47 (6):818-824.

[18] Muller C, Kahler G, Scheele J. Endosonographic examination of gastrointestinal anastomoses with suspected locoregional tumor recurrence. Surg Endosc, 2000, 14 (1):45-50.

[19] Adam IJ, Mohamdee MO, Martin IG, et al. Role of circumferential margin involvement in the local recurrence of rectal cancer. Lancet, 1994, 344 (8924):707-711.

[20] Hall NR, Finan PJ, al-Jaberi T, et al. Circumferential margin involvement after mesorectal excision of rectal cancer with curative intent. Predictor of survival but not local recurrence? Dis Colon Rectum, 1998, 41 (8): 979-983.

[21] Brown G. Local radiological staging of rectal cancer. Clin Radiol, 2004, 59 (3):213-214.

[22] Rifkin MD, Ehrlich SM, Marks G. Staging of rectal carcinoma: prospective comparison of endorectal US and CT. Radiology, 1989, 170 (2):319-322.

[23] Glaser F, Schlag P, Herfarth C. Endorectal ultrasonography for the assessment of invasion of rectal tumours and lymph node involvement. Br J Surg, 1990, 77 (8):883-887.

[24] Hulsmans FJ, Tio TL, Fockens P, et al. Assessment of tumor infiltration depth in rectal cancer with transrectal sonography: caution is necessary. Radiology, 1994, 190 (3):715-720.

[25] Herzog U, von Flue M, Tondelli P, et al. How accurate is endorectal ultrasound in the preoperative staging of rectal cancer? Dis Colon Rectum, 1993, 36 (2):127-134.

[26] Milsom JW, Graffner H. Intrarectal ultrasonography in rectal cancer staging and in the evaluation of pelvic disease. Clinical uses of intrarectal ultrasound. Ann Surg, 1990, 212 (5): 602 - 606.

[27] Garcia-Aguilar J, Pollack J, Lee SH, et al. Accuracy of endorectal ultrasonography in preoperative staging of rectal tumors. Dis Colon Rectum, 2002, 45 (1): 10 - 15.

[28] Kauer WK, Prantl L, Dittler HJ, et al. The value of endosonographic rectal carcinoma staging in routine diagnostics: a 10-year analysis. Surg Endosc, 2004, 18 (7): 1075 - 1078.

[29] Knaebel HP, Koch M, Feise T, et al. Diagnostics of rectal cancer: endorectal ultrasound. Recent Results Cancer Res, 2005, 165: 46 - 57.

[30] Lindmark G, Elvin A, Pahlman L, et al. The value of endosonography in preoperative staging of rectal cancer. Int J Colorectal Dis, 1992, 7 (3): 162 - 166.

[31] Kim NK, Kim MJ, Yun SH, et al. Comparative study of transrectal ultrasonography, pelvic computerized tomography, and magnetic resonance imaging in preoperative staging of rectal cancer. Dis Colon Rectum, 1999, 42 (6): 770 - 775.

[32] Goldman S, Arvidsson H, Norming U, et al. Transrectal ultrasound and computed tomography in preoperative staging of lower rectal adenocarcinoma. Gastrointest Radiol, 1991, 16 (3): 259 - 263.

[33] Shank B, Dershaw DD, Caravelli J, et al. A prospective study of the accuracy of preoperative computed tomographic staging of patients with biopsy-proven rectal carcinoma. Dis Colon Rectum, 1990, 33 (4): 285 - 290.

[34] Zerhouni EA, Rutter C, Hamilton SR, et al. CT and MR imaging in the staging of colorectal carcinoma: report of the Radiology Diagnostic Oncology Group II. Radiology, 1996, 200 (2): 443 - 451.

[35] Thoeni RF. Colorectal cancer. Radiologic staging. Radiol Clin North Am, 1997, 35 (2): 457 - 485.

[36] Kulinna C, Scheidler J, Strauss T, et al. Local staging of rectal cancer: assessment with double-contrast multislice computed tomography and transrectal ultrasound. J Comput Assist Tomogr, 2004, 28 (1): 123 - 130.

[37] Filippone A, Ambrosini R, Fuschi M, et al. Preoperative T and N staging of colorectal cancer: accuracy of contrast-enhanced multi-detector row CT colonography-initial experience. Radiology, 2004, 231 (1): 83 - 90.

[38] Hundt W, Braunschweig R, Reiser M. Evaluation of spiral CT in staging of colon and rectum carcinoma. Eur Radiol, 1999, 9 (1): 78 - 84.

[39] Vliegen R, Dresen R, Beets G, et al. The accuracy of Multi-detector row CT for the assessment of tumor invasion of the mesorectal fascia in primary rectal cancer. Abdom Imaging, 2008, 33 (5): 604 - 610.

[40] Butch RJ, Stark DD, Wittenberg J, et al. Staging rectal cancer by MR and CT. AJR Am J Roentgenol, 1986, 146 (6): 1155 - 1160.

[41] Hodgman CG, MacCarty RL, Wolff BG, et al. Preoperative staging of rectal carcinoma by computed tomography and 0. 15T magnetic resonance imaging. Preliminary report. Dis Colon Rectum, 1986, 29 (7): 446 - 450.

[42] Guinet C, Buy JN, Ghossain MA, et al. Comparison of magnetic resonance imaging and computed tomography in the preoperative staging of rectal cancer. Arch Surg, 1990, 125 (3): 385 - 388.

[43] Gualdi GF, Casciani E, Guadalaxara A, et al. Local staging of rectal cancer with transrectal ultrasound and endorectal magnetic resonance imaging: comparison with histologic findings. Dis Colon Rectum, 2000, 43 (3): 338 - 345.

[44] Brown G, Richards CJ, Newcombe RG, et al. Rectal carcinoma: thin-section MR imaging for staging in 28 pa-

tients. Radiology, 1999, 211 (1): 215 – 222.

[45] Brown G, Kirkham A, Williams GT, et al. High-resolution MRI of the anatomy important in total mesorectal excision of the rectum. AJR Am J Roentgenol, 2004, 182 (2): 431 – 439.

[46] Hanski C. Is mucinous carcinoma of the colorectum a distinct genetic entity? Br J Cancer, 1995, 72 (6): 1350 – 1356.

[47] Akasu T, Iinuma G, Fujita T, et al. Thin-section MRI with a phased-array coil for preoperative evaluation of pelvic anatomy and tumor extent in patients with rectal cancer. AJR Am J Roentgenol, 2005, 184 (2): 531 – 538.

[48] Low RN, McCue M, Barone R, et al. MR staging of primary colorectal carcinoma: comparison with surgical and histopathologic findings. Abdom Imaging, 2003, 28 (6): 784 – 793.

[49] Branagan G, Chave H, Fuller C, et al. Can magnetic resonance imaging predict circumferential margins and TNM stage in rectal cancer? Dis Colon Rectum, 2004, 47 (8): 1317 – 1322.

[50] Vogl TJ, Pegios W, Mack MG, et al. Accuracy of staging rectal tumors with contrast-enhanced transrectal MR imaging. AJR Am J Roentgenol, 1997, 168 (6): 1427 – 1434.

[51] Beets-Tan RG, Beets GL, Vliegen RF, et al. Accuracy of magnetic resonance imaging in prediction of tumour-free resection margin in rectal cancer surgery. Lancet, 2001, 357 (9255): 497 – 504.

[52] MERCURY Study Group. Extramural depth of tumor invasion at thin-section MR in patients with rectal cancer: results of the MERCURY study. Radiology, 2007, 243 (1): 132 – 139.

[53] Okizuka H, Sugimura K, Yoshizako T, et al. Rectal carcinoma: prospective comparison of conventional and gadopentetate dimeglumine enhanced fat-suppressed MR imaging. J Magn Reson Imaging, 1996, 6 (3): 465 – 471.

[54] Vliegen RF, Beets GL, von Meyenfeldt MF, et al. Rectal cancer: MR imaging in local staging-is gadolinium-based contrast material helpful? Radiology, 2005, 234 (1): 179 – 188.

[55] Kapiteijn E, Liefers GJ, Los LC, et al. Mechanisms of oncogenesis in colon versus rectal cancer. J Pathol, 2001, 195 (2): 171 – 178.

[56] Moran MR, James EC, Rothenberger DA, et al. Prognostic value of positive lymph nodes in rectal cancer. Dis Colon Rectum, 1992, 35 (6): 579 – 581.

[57] Suzuki K, Muto T, Sawada T. Prevention of local recurrence by extended lymphadenectomy for rectal cancer. Surg Today, 1995, 25 (9): 795 – 801.

[58] Billingham RP. Extended lymphadenectomy for rectal cancer: cure vs quality of life. Int Surg, 1994, 79 (1): 11 – 22.

[59] Koh DM, Brown G, Temple L, et al. Rectal cancer: mesorectal lymph nodes at MR imaging with USPIO versus histopathologic findings-initial observations. Radiology, 2004, 231 (1): 91 – 99.

[60] Brown G, Richards CJ, Bourne MW, et al. Morphologic predictors of lymph node status in rectal cancer with use of high-spatial-resolution MR imaging with histopathologic comparison. Radiology, 2003, 227 (2): 371 – 377.

[61] Dworak O. Morphology of lymph nodes in the resected rectum of patients with rectal carcinoma. Pathol Res Pract, 1991, 187 (8): 1020 – 1024.

[62] Kim JH, Beets GL, Kim MJ, et al. High-resolution MR imaging for nodal staging in rectal cancer: are there any criteria in addition to the size? Eur J Radiol, 2004, 52 (1): 78 – 83.

[63] Taouli B, Vilgrain V, Dumont E, et al. Evaluation of liver diffusion isotropy and characterization of focal hepatic

lesions with two single-shot echo-planar MR imaging sequences: prospective study in 66 patients. Radiology, 2003, 226 (1):71 - 78.

[64] Bissett IP, Fernando CC, Hough DM, et al. Identification of the fascia propria by magnetic resonance imaging and its relevance to preoperative assessment of rectal cancer. Dis Colon Rectum, 2001, 44 (2):259 - 265.

[65] Brown G, Radcliffe AG, Newcombe RG, et al. Preoperative assessment of prognostic factors in rectal cancer using high-resolution magnetic resonance imaging. Br J Surg, 2003, 90 (3):355 - 364.

[66] Beets-Tan RG, Beets GL. Rectal cancer: review with emphasis on MR imaging. Radiology, 2004, 232 (2): 335 - 346.

[67] Gollub MJ, Schwartz LH, Akhurst T. Update on colorectal cancer imaging. Radiol Clin North Am, 2007, 45 (1):85 - 118.

第五章 TEM 的术前准备

经肛门内镜微创手术（TEM）20 世纪 80 年代由德国 Buess 教授发明，经过不断地完善，近年来得到了广泛的应用，适用于任何位置的直肠肿瘤局部切除术，尤其在治疗中高位直肠良性肿瘤和早期恶性病变中具有切除完整、准确、微创等独特的优势。但由于手术依赖专门设备器材、操作技法独特，细致周到的术前准备对手术的成功尤为重要，广义来讲，医生、护士相关操作技能的训练也是手术前准备的一部分，但本章仅讨论针对每个患者，TEM 的术前准备内容。大体上包括设备器材的准备与患者的准备两个方面。

第一节 器材设备准备

其实，器材设备的准备是每例手术操作都有的步骤，只不过开腹手术及腹腔镜手术所需的器材设备日常维护管理已经形成常规，所以通常不需要特别讨论这一环节。但 TEM 手术的器材与普通腔镜手术有很大差别，一旦缺乏会给手术带来极大的困难，甚至会无法进行。因而每次 TEM 手术前都必须确认相关器材是否齐备，并处于可用状态，在开展这类手术的初期，这一点尤为重要。其中关键的设备如下：

主机、显示器、光源、CO_2 气腹机及 CO_2 气瓶、电刀/超声刀主机、多关节固定臂、专用直肠镜（含镜栓、转接盘及密封橡胶袖套、30°角硬质腔镜）、专用组织钳、抓钳、针形电刀或超声刀（包括刀头和连线）、持针钳、施夹钳、银夹、剪刀等。

第二节 患者准备

一、心理准备

对于大多数患者，TEM 还是一种比较新鲜的手术，医生与患者及其亲属在手术前充分的交流非常必要，应当通过客观地介绍这种手术的特点，以及选择这种术式的理由，使患者及其亲属对手术既充满信心，消除不必要的顾虑，又对这种术式的局限性有一定了解，对可能发生的中转或追加开腹手术及其并发症有足够的理解。对于过度焦虑的患者，手术前夜可适当给予镇静药物。

二、术前评估

除一般结直肠手术术前评估内容外，TEM 术前还要注意患者的排便控制能力，特别要评价肛门的紧张度，必要时应做直肠测压。最重要的一点是，所有患者必须行硬质直肠镜或乙状结肠镜检查，以明确直肠肿瘤距齿状线（或肛缘）的距离、肿瘤大小和肿瘤以膝胸位钟点形式记录的位置，肿瘤的这些特征在决定患者行 TEM 时采取何种体位和何种切除方式十分重要。当然，术前经直肠超声检查对于直肠肿瘤根据浸润肠壁深度的分期也至关重要。

三、抗生素的应用

一般认为，TEM 围手术期抗生素的应用原则和其他结直肠择期手术相同，术前半小时预防性使用抗生素即可达到理想的预防感染效果，其他细节在此不做赘述。

第三节　肠道准备

良好的术前肠道准备是 TEM 达到预期疗效的必要环节，肠道准备的目的，一是要有效降低感染等并发症，二是要为手术操作提供清晰的视野。所以兼具结肠镜检查和结直肠手术的特点。

一、术前肠道准备的必要性

在结直肠外科中，伤口感染、腹腔脓肿和吻合口漏始终是最令医生担心的问题。由于这些并发症主要由结肠源的细菌造成，因此逻辑上认为减少粪便负荷和细菌浓度应该可以降低这些并发症的发生率。基于这种思维，20 世纪 40 年代提出了术前机械性肠道准备（mechanical bowel preparation，MBP）的概念，1971 年，Nichols 和 Condon 等提出：“长期的临床经验证实，机械性地去除结肠内粪便可以减少结直肠手术切口感染和吻合口漏的危险，从而降低结肠手术死亡率和并发症发生率。”尽管缺乏充分的证据，这一概念在逻辑上的合理性仍使其为外科公认的准则之一。逆行灌肠是最传统的方法之一，但因为肠道清洁范围有限，患者痛苦；并且有学者提出高压逆流灌肠后，脱落的肿瘤细胞可能被冲向近端，随着肠内容物的下排，肿瘤细胞可种植于已存在的创面或吻合口的创面而增加局部复发的可能性。这种方法在择期结直肠手术中的使用已经逐渐减少。但国内及日本仍有单位用于 TEM 手术。顺行肠道灌洗是目前应用最广的肠道准备方法，但具体的药物和操作方法一直在不断变化，这种变化反映出外科医师对已有方法的效果并不满意。另一方面，早在 1972 年，Hughes 等就对 MBP 是否真正有益提出了质疑。最近 20 年，审视和评价 MBP 在择期结肠手术中作用的 RCT 文章骤然增多：1992 年，Brownson 等首先发表了包括 179 例患者的随机对照研究，接受 PEG 或不接受肠道准备，结果 PEG 组的术后吻合口漏和腹腔内感染的发生率较高，但差异无显著性意义。2005 年，Fa-Si-Oen 等通过多中心随机对照研究发现，在接受 MBP 和术前晚正常饮食的患者之间，切口感染和吻合口漏的发生率差异无显著性意义。Bucher 等认为，MBP 明显延长患者的住院时间、胃管拔除时间、初次肠蠕动时间和初次进食时间。Bucher 等和 Wille-Jorgensen 等通过 Meta 分析认为，MBP 后吻合口漏和切口感染的发生率升高。Coskun 等和 Fa-Si-Oen 等的研究还提示：磷酸钠和 PEG 的肠道准备会通过氧化应激和增加结肠黏膜内自由基产生，引起肠道组织学损害，表现为结肠上皮损害、非特异性固有膜损害、结肠组织的口疮样病变，上述损害被认为由体液转移和炎症反应直接引起，由结肠黏膜内的短链脂肪酸缺失间接引起。而肠黏膜是结直肠手术围手术期防止菌群易位的重要屏障。

从患者感受方面看，服用液体量大和口味差是各种 MBP 方法的通病，由此引起的不适包括腹痛、腹胀、肛周刺激或疼痛、恶心、呕吐、饥饿痛，此外还有头晕、虚弱、口渴、胸痛、寒战、头痛和失眠等。在使用番泻叶的 MBP 患者中，腹痛的发生率可超过 40%。在全肠道灌洗中，多达 11% 的患者难以耐受。一项对择期结肠手术患者的问卷调查指出，MBP 组中 52% 的患者在肠道准备时生活无法自理。对于期望达到微创效果的 TEM 手术，MBP 对患者心理的影响尤其应当受到重视。

耐人寻味的是，这些证据本足以导致肠道机械准备作为一种常规被废止，但实际上这种改变并未发生，相反地，对这些 RCT 研究的准确性的一系列质疑不断增加，如 Bucher 等的 Meta 分析中评价了 7 个 RCT 研究，虽然都是最高级别的证据，但其中不乏技术上的错误，分析的结果也充满矛盾。而 Contant 等的一项多中心随机对照研究显示，机械性肠道准备并不减少吻合口漏的发生率（$P<0.69$），但可以减少吻合口漏后脓肿的发生率（$P<0.001$）。Zmora 等报道腹腔镜结肠切除术可以在无 MBP 情况下实施，但存在术中病灶定位困难和中转开腹率较高的缺点，对小的无法触及的病变，仍然建议采取 MBP。直到 2003 年，在美国仍有超过 90% 的结直肠外科医师常规采取 MBP，以便于手术操作、实施术中肠镜和清除吻合口近端的粪便。结合 TEM 手术在肠腔内操作，对视野清晰度要求较高的特点，手术前仍应常规进行肠道准备（MBP）。

二、MBP 常用方法及其优劣

（一）等渗洗肠液法

由于传统的 MBP（如泻剂、灌肠等）有效率仅 70%，而且操作不便，患者痛苦大。自 20 世纪 70 年代初开始，Hewitt 等首用的电解质全消化道灌洗方法风行一时。配方为每 1000ml 冷开水中加入氯化钠 6.0g、碳酸氢钠 3.0g、氯化钾 0.75g，总量 3000ml。于术前晚

2h内口服完，无需灌肠，第2天上午手术。该法肠道清洁度好，但因味道差、饮水量大，患者不易接受，且水分吸收明显，对血容量及电解质有轻微影响，故对老年及肾功能不全者有潜在危险，目前已较少应用。

（二）口服甘露醇法

20世纪70年代末，临床上开始试用5%～20%甘露醇作肠道准备，口服40g甘露醇即可导致没有水分吸收的渗透性腹泻。一般于术前一日或检查前2h口服20%甘露醇250ml或10%甘露醇500ml，再饮温开水750～1000ml，或直接口服5%甘露醇2500ml。甘露醇与等渗盐溶液相比，对电解质影响小，并且明显减少了水潴留。用甘露醇作肠道准备清洁度较好，口味较易耐受。但部分患者用甘露醇作肠道准备会引起较剧烈的腹泻，导致液体丢失，对这些患者应嘱其多饮水或补液。更重要的是，甘露醇可被肠内细菌分解为氢气和甲烷，当氢气在爆炸浓度内（4%～72%）氧气含量>5%，就会发生爆炸；甲烷浓度在5%～15%时，即使氧浓度较低也会爆炸。此外，甘露醇还可促进大肠杆菌的生长，术后感染率可增加，故TEM术前肠道准备禁用甘露醇。

（三）聚乙二醇电解质（PEG）法

1980年，Davis等首先应用了PEG非吸收性渗透性洗肠剂，配方为PEG3350或PEG4000 236g、硫酸钠22.74g、碳酸氢钠6.74g、氯化钠5.86g和氯化钾2.97g，制成4L溶液，在2～3h内服完。该法行肠道准备，肠道清洁度好，对水电解质影响小，小肠对钠、氯几乎不吸收，仅少量分泌水分（60ml/h），而无电解质移动，并且口感较好。对比研究证实，与番泻叶、等渗洗肠液、甘露醇及灌肠等方法相比，PEG法具有快速、安全、有效、相对易耐受等优点。因而得到迅速推广，是目前国内外使用最广泛的手术前肠道准备方法。1997年Nichols等调查北美结肠、直肠手术前肠道准备的情况，使用PEG占70.9%，磷酸钠NaP（或加用bisacodyl）占28.4%，传统的限制饮食、应用泻剂+灌肠者占28.4%。PEG目前已有多种商品剂型，使用更加方便，也是目前在TEM手术术前肠道准备中使用最多的方法。PEG法仍有口服量大、咸味重的缺点，对合并严重左心功能不全和慢性肾功能不全者，可能有水钠潴留和加重充血性心力衰竭的危险。

（四）磷酸钠口服液（NaP）法

Vanner等于1990年介绍了口服量小的NaP，配方为每100ml原液含磷酸二氢钠96g、磷酸氢二钠36g。每例患者取原液45ml，用等量水稀释，1次或分2次服完，再饮水750ml。经临床大宗病例与PEG法对比表明，NaP法较PEG法的耐受性和清肠效果好，但同时对水、电解质影响也相对明显。肾衰、充血性心力衰竭、腹腔积液、先天性巨结肠及肠梗阻患者应禁用。此外，有报道NaP法的结直肠口疮性溃疡的发生率为2.6%。

（五）硫酸镁清肠（magenisum sulfate）法

硫酸镁又称泻盐，是较早用于结肠检查、手术操作前肠道准备的药剂，原理是利用口服硫酸镁在肠道吸收很少，通过渗透压差，使肠腔内保有大量水分，机械地刺激肠的蠕动而排便。方法：50% $MgSO_4$ 100ml 或 25% $MgSO_4$ 200ml 于手术前 1 日晚口服后，再服 5% 葡萄糖盐水 1000～1500ml，2h 内服完。约 45min 后产生腹泻，一般泻 5～6 次，即可达到清肠目的，其满意率达 95% 以上。北京协和医院常用的方法是：50% $MgSO_4$ 40ml，一日两次，并嘱患者大量饮水。硫酸镁清肠法较甘露醇等清肠效果好，因服药量小患者易于接受，但对水、电解质平衡干扰较大，尤其老年人、肾功能不良者应慎用或禁用。

手术的疗效是患者局部及全身情况、术者手术操作技术等多种因素共同作用的结果。TEM 作为一项逐渐开展的新技术，目前尚没有关于这一手术肠道准备的可靠 RCT 研究证据可循。目前，大多数单位仍沿袭普通结直肠手术的传统，进行 2～3 天的严格有效的机械肠道清洁，但这种肠道准备方法常常会对患者的内环境造成很明显的扰动，与 TEM 微创的特点形成矛盾，择期结肠手术不做机械性肠道准备不影响吻合口漏等并发症的观念已经为越来越多的临床实践所证实。借鉴这一经验，积极研究 TEM 手术对术前肠道准备要求的底限，以及即能满足手术操作的要求，又能将 MBP 对患者生理和心理的干扰降至最低的肠道准备方案，当是 TEM 技术今后进展的有机组成。

（李　非　张钰鹏）

参考文献

[1] 邱辉忠. 经肛门内镜微创手术的临床现状. 中国实用外科杂志，2007，27（6）：446－448.

[2] 黄祥成，吴承堂，闻英，等. 直肠癌 Dixon 术后局部复发 60 例临床分析. 中国实用外科杂志，1999，19（6）：353.

[3] 夏立建，刘爱武，杨明宇，等. 经肛门内窥镜下微创外科技术治疗直肠肿瘤 120 例临床经验. 中华普外科手术学杂志，2009，3（2）：508－512.

[4] Suzuki H，Furukawa K，Kan H，et al. The Role of Transanal Endoscopic Microsurgery for Rectal Tumors. J Nippon Med Sch，2005，72（5）：278－284.

[5] Basu S，Shukla VK. Mechanical Bowel Preparation：Are We Ready for a Paradigm Shift? Dig Surg，2008，25（5）：325－327.

[6] Hughes E. Asepsis in large-bowel surgery. Ann R Coll Surg Engl，1972，51：347－356.

[7] Brownson P，Jenkins SA，Nott D，et al. Mechanical bowel preparation before colorectal surgery：results of a prospective randomized trial. Br J Surg，1992，79（5）：461－462.

[8] Fa-Si-Oen PR，VerwaestC，Buitenweg J，et al. Effect of mechanical bowel preparation with polyethyleneglycol on bacterial contamination and wound infection in patients undergoing elective open colon surgery. Clin Microbiol Infect，2005，11（2）：158－160.

[9] Bucher P，Gervaz P，Soravia C，et al. Randomized clinical trial of mechanical bowel preparation versus no prepa-

ration before elective left-sided colorectal surgery. Br J Surg, 2005, 92 (4): 409 - 414.

[10] Bucher P, Mermillod B, Gervaz P, et al. Mechanicalbowel preparation for elective colorectal surgery: ameta-analysis. Arch Surg, 2004, 139 (12): 1359 - 1364.

[11] Wille-Jorgensen P, Guenaga KF, Matos D, et al. Pre-operative mechanical bowel cleansing or not? an updated meta-analysis. Colorectal Dis, 2005, 7 (4): 304 - 310.

[12] Coskun A, Uzunkoy A, Duzgun SA, et al. Experimental sodium phosphate and polyethylene glycol induce colonic tissue damage and oxidative stress. Br J Surg, 2001, 88 (1): 85 - 89.

[13] Fa-Si-Oen PR, Penninckx F. The effect of mechanical bowel preparation on human colonic tissue in elective open colon surgery. DisColon Rectum, 2004, 47 (6): 948 - 949.

[14] Contant CM, Hop WC, Van't Sant HP, et al. Mechanical bowel preparation for elective colorectal surgery: a multicenter randomized trial. Lancet, 2007, 370: 2112 - 2117.

[15] Zmora O, Lebedyev A, Hoffman A, et al. Laparoscopic colectomy without mechanical bowel preparation. Int J Colorectal Dis, 2006, 21 (7): 683-687.

[16] Zmora O, Wexner SD, Hajjar L, et al. Trends in preparation for colorectal surgery: survey of the members of the American Society of Colon and Rectal Surgeons. Am Surg, 2003, 69 (2): 150 - 154.

[17] Meng WCS, Lau PYY, Yip AWC. Treatment of early rectal tumours by transanal endoscopic microsurgery in Hong Kong: prospective study. Hong Kong Med J, 2004, 10 (4): 239 - 243.

[18] Beck DE, FazioVW. Current preoperative bowel cleasingmethods. Results of a survey. Dis Colon Rectum, 1990, 33 (1): 12.

[19] Hewitt J, Reeve J, Rigby J, et al. Whole gut irriation for large bowel surgery. Lancet, 1973, 2 (7825): 337.

[20] Minervini S, Alexander Willians J, Donovan IA, et al. Comparison of three methods of whole bowel irrigation. Am J Surg, 1980, 140 (3): 400.

[21] Donovan IA, Arabi Y, Keighley MR, et al. Moification of the physiological disturbances produced bywhole gut irrigation by preliminary mannitol administration. Br J Surg, 1980, 67 (2): 138.

[22] Beck DE, Fazio VW, Jagelman DG. Comparison of oral lavage methods for preoperative colonic cleansing. Dis Colon Rectum, 1986, 29 (11): 699.

[23] Davis GR, Santa Ana CA, Morawski SG, et al. Development of a lavage solution associated with minima lwater and electrolyte absorption or secretion. Gastroenterology, 1980, 78 (5 ptl): 991.

[24] Cohen SM, Wexner SD, Binderow SR, et al. Prospective, randomized, endoscopic blinded trial comparing precolonoscopy bowel cleansing methods. Dis Colon Rectum, 1994, 37 (7): 689.

[25] Seifert JK, Walgenbach S, Junginger T. Orthograde intestinal irrigation or Fordtran solution for bowel preparation in elective colorectal surgery. Langenbecks Arch Chir, 1995, 380 (6): 327.

[26] Van't Sant HP, Weidema WF, Hop WC, et al. The influence of mechanical bowel preparation in elective lower colorectal surgery. Ann Surg, 2010, 251 (1): 59 - 63.

[27] Nichols RL, Smith JW, Garcia RY, et al. Current Practices of Pre-operative bowel preparation among North American colorectal surgeons. Clin Infect Dis, 1997, 24 (4): 609.

[28] Palma P, Horisberger K, Joos A, et al. Local excision of early rectal cancer: is transanal endoscopic microsurgery an alternative to radical surgery? Rev Esp Enferm Dig, 2009, 101: 172 - 178.

[29] Lin GL, Meng WCS, Lau PYY, et al. Local Resection for Early Rectal Tumours: Comparative Study of Transanal Endoscopic Microsurgery (TEM) versus Posterior Trans-sphincteric Approach (Mason's Operation). Asian Journal of Surgery, 2006, 29 (4):227 –232.

[30] Vanner SJ, MacDonald PH, Paterson WG, et al. A randomized prospective trial comparing oral sodium phosphate with standard polyethylene glycol-based lavage solution (Golytely) in the preparation of patients for colonoscopy. Am J Gastroenterol, 1990, 85 (4):422.

[31] Driman DK, Preiksaitis HG. Colorectal inflammation and increased cell proliferation associated with oral sodium phosphate bowel preparation solution. Hum Pathol, 1998, 29 (9):972.

[32] Occhipinti KE, Di Palma JA. How to choose the best preparation for colonoscopy. Nat Rev Gastroenterol Hepatol, 2009, 6 (5):279 –286.

第六章　TEM 的麻醉管理

经肛门内镜微创手术（TEM）是一种应用特制的内镜系统对直肠肿瘤进行以局部切除为主的微创治疗新技术。手术经肛门插入直肠镜，保持直肠充气状态，在镜下切除直肠肿瘤。其麻醉管理特点如下。

第一节　术前评估

麻醉科医师应在麻醉前 1 ~2 天访视患者，获得有关病史体检和精神状态的资料，进行麻醉前病情评估；指导患者熟悉有关的麻醉问题，解决其焦虑心理；并与外科医师和患者之间取得一致的处理意见。

术前应对各大重要脏器的功能进行评估，主要是对循环和呼吸系统，以及麻醉专科情况的评估。

一、循环系统

高血压、瓣膜病、缺血性心脏病、周围血管病病史应列为重点评估内容。对高血压病应了解患病的时间、接受何种治疗、治疗时间、是否有效等问题。合并高血压未经治疗或治疗不恰当的患者，围手术期血流动力学波动幅度大，心血管事件风险增加。对诊断冠心病或有冠心病高危因素（如高龄、肥胖、糖尿病等）的患者，应询问是否有心绞痛史、陈旧性心肌梗死史、心律失常或充血性心力衰竭史。据报道，术前伴心肌梗死不足 3 个月的非心脏手术患者，其围手术期的心肌再梗死率和死亡率都显著增高。因此，对近期心肌梗死患者的择期手术应酌情考虑推迟；如系急诊手术，围手术期应加强血流动力学监测，选择尽量改善心肌耗氧和供氧平衡的麻醉方案，警惕再发心肌梗死，必要时请心脏科医师协助诊治。对缺血性心脏病患者围手术期急性冠脉事件发生的风险评估主要取决于既往冠脉评估及冠脉事件的发生，是否进行冠脉重建，以及近期是否有心肌缺血症状（尤其是不稳定性心绞痛等）。对于充血性心脏病患者（可由瓣膜异常、心肌病或冠心病所致），应特别注意超声心动图所示心脏各腔室大小及射血分数。通过对运动耐量的提问也可了解心脏功能情况。

心律失常方面要重点注意心律失常的性质与类型。对于已安装心脏起搏器的患者应了解起搏器的类型与安装部位。在安置体位时，要特别注意防止起搏器电极与心脏脱开。手术中使用电烧可能干涉起搏器的功能，因此术前有必要将起搏器更换为非同步型模式，以防受电烧干扰。使用单极电刀应避免电流通过起搏器，TEM 手术术野离起搏器一般远大于 10cm，风险较小。必要时可使用双极电剪或超声刀。

二、呼吸系统

对患者目前呼吸状态的评估是非常重要的，重点是对肺气肿、支气管炎、哮喘、近期上呼吸道感染患者进行评估。需了解患者的日常活动能力，通过询问问题即可初步获知。例如“能否快速登上一层楼？登上后是否呼吸急促或呼吸困难？”但心脏病同样也可发生呼吸困难，需加以鉴别。对慢性阻塞性肺疾病（COPD）患者应了解每天的咳痰量；如果每天的痰量增多或痰颜色与平时不一样，结合实验室检查提示患者可能合并急性上呼吸道感染。此时，择期手术应推迟，直至感染痊愈以后 2 周再行手术。如果患者有呼吸系统疾病，应进行呼吸功能评估。简单的方法有屏气试验，必要时可以进行呼吸功能检查或动脉血气分析。如果发现患者的呼吸储备降低，则膀胱截石位优于俯卧位或折刀位。

第二节　术 中 管 理

可供选择的麻醉方式包括全麻、腰麻以及硬膜外麻醉。全麻的诱导、维持和恢复均可采用标准的方法。气道管理工具可以选用气管插管或喉罩，但如果俯卧位则需要行气管插管。椎管内麻醉可以用于各种体位，但需等待平面固定之后再摆放体位，以免造成异常广泛阻滞。感觉阻滞平面至少应该达到 L_1-L_2 的水平。特殊情况下也可以采用局麻复合镇静的麻醉方式。直肠周围注射时疼痛较严重，因此需要给予短效的镇静和镇痛药物（如丙泊酚 30～50mg，瑞芬太尼 25～100μg，氯胺酮 20～25mg）以减轻患者的痛苦。对于俯卧位的患者要避免过度镇静和呼吸抑制。要做好随时将患者改成仰卧位并实施全麻的准备。

外科医生会根据肿瘤位置选择合适的手术体位，原则是使直肠镜插入后肿瘤尽量位于视野右下方（如肿瘤位于膝胸位 3 点、6 点、9 点和 12 点，将分别采用右侧卧位、俯卧位、左侧卧位和膀胱截石位）。术前外科医生应与麻醉医生沟通，确定手术体位，帮助制定最佳麻醉方案。对于俯卧位的患者，胸壁受压可能会影响通气，所以需要适当调整托架或枕头接触胸部的位置，还要注意保护患者的肢体、生殖器官、眼睛和耳朵。截石位时如果不注意保护患者则可能造成腓神经损伤，导致足下垂。TEM 术中需经肛门插入外径 4cm 的特殊直肠镜直至手术结束，使直肠腔内保持 CO_2 充气状态以维持术野，这可能导致高碳酸血症，直肠扩张时还可能由于迷走神经反射引起心率、血压下降，并可能在清醒患者引起喉痉挛。手术开始时外科医生会先在瘤体的基底部注射 1∶200 000 肾上腺素溶液以减少出血，并抬高黏膜，此时麻醉医生应密切监护患者的生命体征，处理心血管反应。

TEM 术后疼痛评分一般在 0 ~ 5 分，可以口服非甾体抗炎药（NSAIDs）或弱阿片类药来镇痛，如氨酚羟考酮（泰勒宁）1 ~ 2 片，q4 ~ 6h。

（唐　帅　赵　晶）

参考文献

[1] 庄心良，曾因明，陈伯銮. 现代麻醉学. 第3版. 北京：人民卫生出版社，2003.

[2] Wolff BG，Garcia-Aguilar J，Roberts PL，et al. eds：The ASCRS Textbook of Colon and Rectal Surgery. Springer Science Business Media，New York：2007.

[3] Richard AJ，Stanley IS，Clifford AS，et al. Anesthesiologist's manual of surgical procedures. Fourth Edition. Wolters Kluwer Lippincott Williams&Wilkins，Philadelphia：2009.

第七章　TEM 手术的适应证和禁忌证

第一节　引　　言

目前有许多外科手术方法可以局部切除直肠肿瘤，这些方法根据它们的手术入路不同可以分为 4 种术式：直视下经肛门局部切除术，经骶尾部入路局部切除术，经括约肌局部切除术，经肛门内镜下局部切除术（包括 TEM 和 ESD）。ESD 技术是指在软内镜下的局部切除术，其治疗效果也已经得到大家的认可。硬镜的经肛门内镜下的微创外科手术（TEM）是最近发展起来的一门新的外科技术。它是采用微创的方法对直肠肿瘤进行局部切除，其局部操作空间受到一定的限制。与前面提到的手术方式相比，TEM 兼备内镜、微创手术的优点即创伤小、出血少、暴露好、切除精确。特制的双目镜能提供一个立体的精确视野，针形电刀可保证切缘和切除深度得到较好的控制。

直肠肿瘤的外科干预手段主要有两种类型，即传统的经各种途径的局部切除术及根治性的直肠切除术。传统的经各种途径的局部切除术，虽然大多可以获得满意的切缘，但由于技术的原因，大部分仅限于距离直肠末端 10cm 以内的肿瘤。而且对于大的、扁平的绒毛状腺瘤，也不可能用传统的经肛门手术切除。根治性的直肠切除术虽然可以获得满意的切缘，但是手术创伤大，而且并发症的发生率较高。

TEM 的出现打破了传统的局部切除术只能切除下段直肠肿瘤的限制，而将切除范围扩展至整个直肠。对于 TEM 而言，最理想的适应证是，无法进行电子结肠镜治疗的、距离肛门边缘 4～18cm 的各种类型的腺瘤。局部切除术在早期直肠癌中的应用存在争议。限制局部切除术治疗效果的最主要原因是淋巴结转移。正确选择合适的早期直肠癌患者很重要。通过直肠指诊、EUS、CT、MRI 等检查可以评估直肠癌浸润的程度，从而确定肿瘤的术前分期。目前得到广泛认同的是，TEM 可以用来治疗 pT_1 期、病理分化程度好的直肠早期癌。

第二节　手术适应证

TEM 的手术适应证为：

（1）宽基的或无蒂的直肠腺瘤。

（2）分化良好或中等分化程度的早期直肠癌（pT_1）。

（3）年老、高危患者的姑息性切除。

（4）直肠的其他肿瘤（类癌、间质瘤、脂肪瘤、平滑肌瘤等）或直肠周围的其他良性肿瘤。

（5）直肠的良性狭窄或吻合口狭窄。

（6）直肠低位前切除手术后吻合口瘘的修补术。

（7）直肠出血的诊断，以及活组织检查。

（8）近期也有学者采用该技术治疗直肠阴道瘘或肛瘘内口的黏膜瓣易位修补。

第三节　TEM 的相对适应证

（1）pT_1 期低分化的早期直肠癌，因其恶性程度高而不宜行局部切除术。特别是病变为溃疡型生长，应慎重采用 TEM 手术。

（2）pT_2 期高分化直肠癌，TEM 因其局部切除术的特点，无法清扫直肠周围的淋巴结而完成根治性的直肠切除术。除非出于姑息治疗的目的，否则采用 TEM 手术局部切除此类病变须十分慎重。

（3）对位于直肠下段或腹膜反折以上部位的病灶，手术时要格外小心。前者有可能损伤肛门括约肌，导致术后肛门括约功能障碍，产生排便失禁。后者容易在手术中引发肠壁穿孔，进入腹腔。目前随着 TEM 技术的提高，手术引起的肠壁穿孔已不列为并发症，手术中即可直视下给予破裂的肠壁进行修补。

（4）目前也有学者采用 TEM 技术经阴道或直肠进入腹腔内做其他手术，如胆囊切除术、阑尾切除术等（即 NOTES 技术，natural orifice transluminal endoscopic surgery）。

第四节　TEM 手术的禁忌证

（1）TEM 不适用于切除距肛门边缘 4cm 以内及距肛门边缘 20cm 以上的结直肠肿瘤。因为距肛门缘 <4cm 的病变，直肠镜的前端有 45°角的斜面，常造成直肠漏气，不能建立直肠气腔，手术空间暴露不理想。而 20cm 以上的病变，直肠内镜的长度不能充分暴露病

变，因此手术无法正常操作。

（2）肛门或直肠有狭窄，直肠内镜的放入存在困难的病人。如果强行放入直肠内镜，常常引起肛门损伤或造成直肠的破裂，导致手术失败。

TEM 手术容易造成肠壁穿孔的位置一般位于直肠中上段的前壁和侧壁，此处直肠位于腹膜返折以上，周围缺少结缔组织，且肠壁较薄，容易形成肠壁切穿进入腹腔。尤其是女性患者，其生理特点决定了腹膜返折位置更低。为了避免此并发症，有学者曾提出 TEM 不适合距齿状线 10cm 以上的女性直肠前壁肿瘤患者。

虽然 TEM 的发明最初是为了切除直肠良性肿瘤，但是 TEM 也为早期直肠癌和不适合常规手术的直肠癌患者提供了另一选择。据报道，经过严格选择的早期直肠癌患者局部切除联合放、化疗，其治愈率与常规手术接近。直肠肿瘤局部切除术治疗恶性肿瘤的最大限制是不能同时切除局部区域转移淋巴结，而达不到治愈的目的，但是对于那些没有局部淋巴结转移的早期直肠癌，治愈性的局部切除术无疑是可行的，但是术前判断有无淋巴结局部转移目前尚有一定难度，TEM 治疗直肠癌，也面临着同样的问题，关于直肠癌病例选择标准目前还没有形成共识。目前大部分研究均将直肠 pT_1 期肿瘤列为 TEM 的手术适应证。有关其局部复发率的报道不一（0～50%），这是因为各医院选择 TEM 病例标准以及相关辅助治疗不同，导致得出的结果和结论相差较大。对于 pT_2 期和 pT_3 期肿瘤，因为具有较高的局部淋巴结转移率（分别为 17% 和 50%），一般不主张行局部切除术治疗。Garcia-Aguilar 报道，直肠 pT_2 期肿瘤经局部切除术后局部复发率为 28%～48%，然而 pT2 期肿瘤局部切除术后辅助放疗使局部复发率降至 10%。Lezoche 等报道，经过 38 个月的随访观察，pT_2 期肿瘤 TEM 术后辅助放疗，局部复发率为 2. 85%。但是关于 TEM 辅助放、化疗的研究仍为少量零星的研究，目前尚无循证医学的证据支持。

（夏立建）

参 考 文 献

[1] Saclarides TJ. Transanal endoscopic microsurgery. Surgical Clinic of North America, 1997, 77:229－239.

[2] Maslekar S, Pillinger SH, Monson JRT. Transanal endoscopic microsurgery for carcinoma of the rectum. Surg Endosc, 2007, 21:97－102.

[3] Endreseth BH, Wibe A, Svinsas M, et al. Postoperative morbidity and recurrence after local excision of rectal adenomas and rectal cancer by transanal endoscopic microsurgery. Colorectal Dis, 2005, 7:133－137.

[4] Sengupta S, Tjandra JJ. Local excision of rectal cancer: what is the evidence? Dis Colon Rectum, 2001, 44:1345－1361.

[5] Middleton P, Sutherland L, Maddern G. Transanal endoscopic microsurgery: a systematic review. Dis Colon Rectum, 2005, 48:270－284.

[6] Ganai S, Kanumuri P, Rao R, et al. Local recurrence after transanal endoscopic microsurgery for rectal polyps and

early cancers. Ann Surg Oncol, 2006, 13:547 - 556.

[7] Killingback M. Local excision of carcinoma of the rectum: indications. World J Surg, 1992, 16:437 - 446.

[8] Garcia-Aguilar J, Mellgren A, Sirivongs P, et al. Local excision of carcinoma of the rectum without adjuvant therapy: a word of caution. Ann Surg, 2000, 231:345 - 351.

[9] Minsky BD, Enker WE, Cohen AM, et al. Clinicopathological features in rectal cancer treated by local excision and postoperative radiation therapy. Radiat Med, 1995, 13:235 - 241.

[10] Lezoche E, Guerrieri M, Paganini A, et al. Long term results of patients with pT2 rectal cancer treated by radiotherapy and transanal endoscopic microsurgical excision. World J Surg, 2002, 26:1170 - 1174.

第八章　经肛门内镜微创手术

第一节　如何开始 TEM

一、手术室护士的准备和配合

（一）物品准备

开台包；手术衣 ×4；截石位、俯卧位时需双层中单 ×2；TEM 四份特殊器械（表 8-1，图 8-1 ~ 图 8-4）；腹腔镜常规器械。

表 8-1　TEM 特殊器械一：TEM 钳（13 件）及耗材

器械或耗材	数量	备注
钛夹钳	1	
抽吸管	2	吸引器头
剪刀	1	5mm 镜下剪
高频电针	1	尖针型单极钳
持针钳	3	
抓钳	3	
施夹钳	1	银夹钳
可伸缩注射针	1	穿刺针
硅胶管	1	
银夹	1	回形夹
钛夹	1	中号

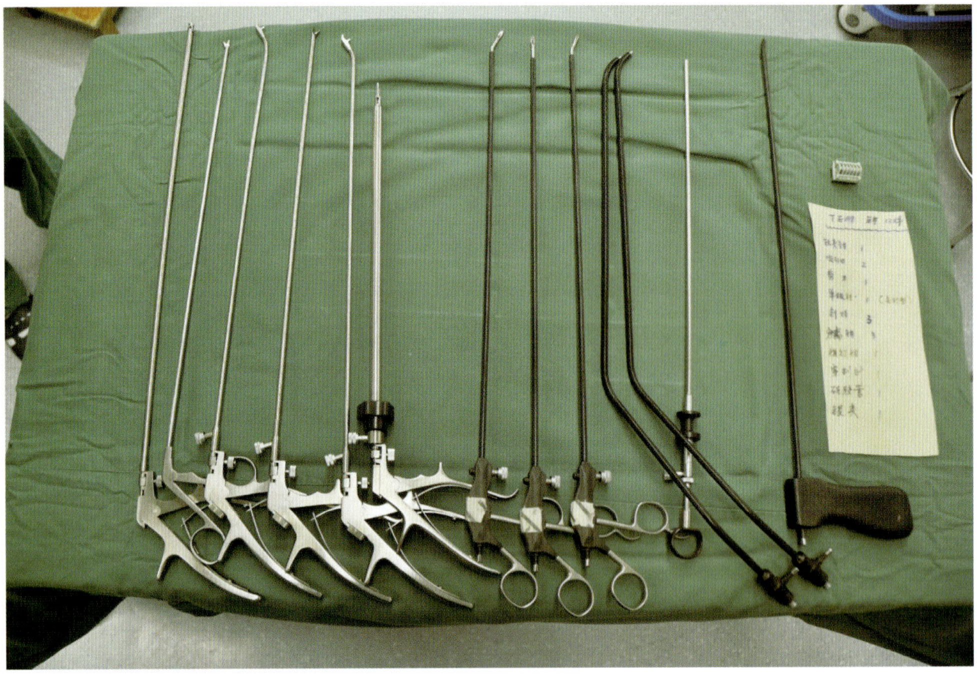

图 8-1　TEM 特殊器械一：TEM 钳（13 件）及耗材

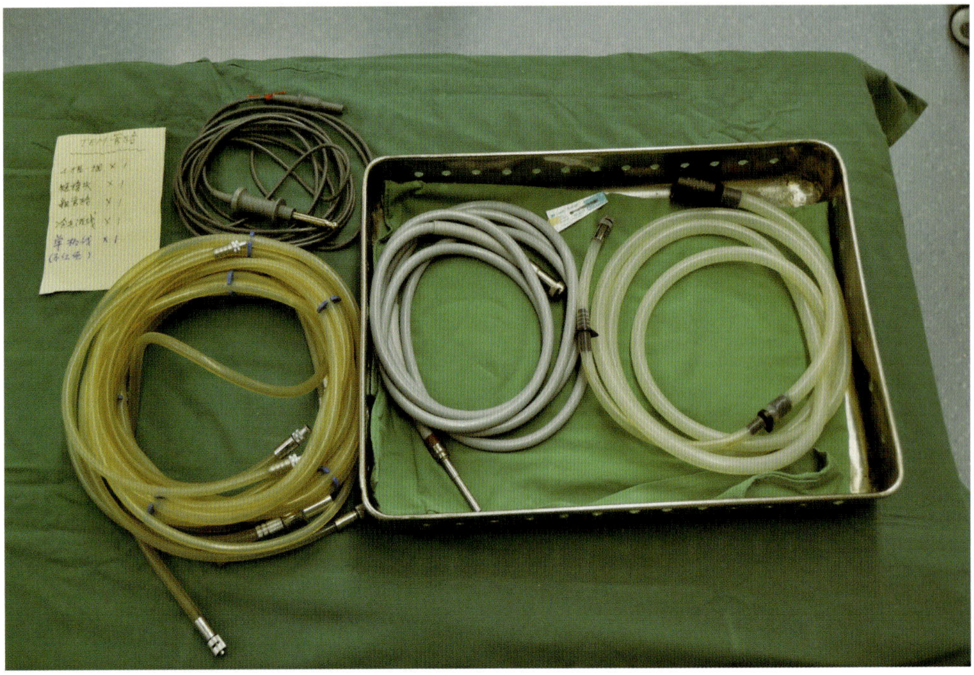

图 8-2　TEM 特殊器械二：TEM 管路

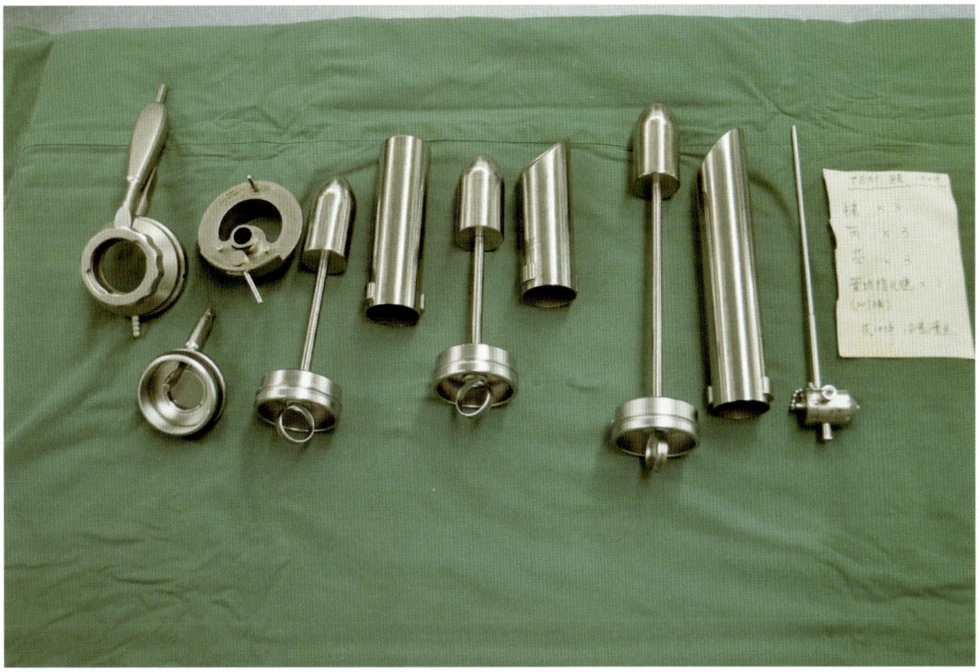

图 8-3　TEM 特殊器械三：TEM 直肠镜固定鞘管及鞘管连接件、抽吸针（10 件）

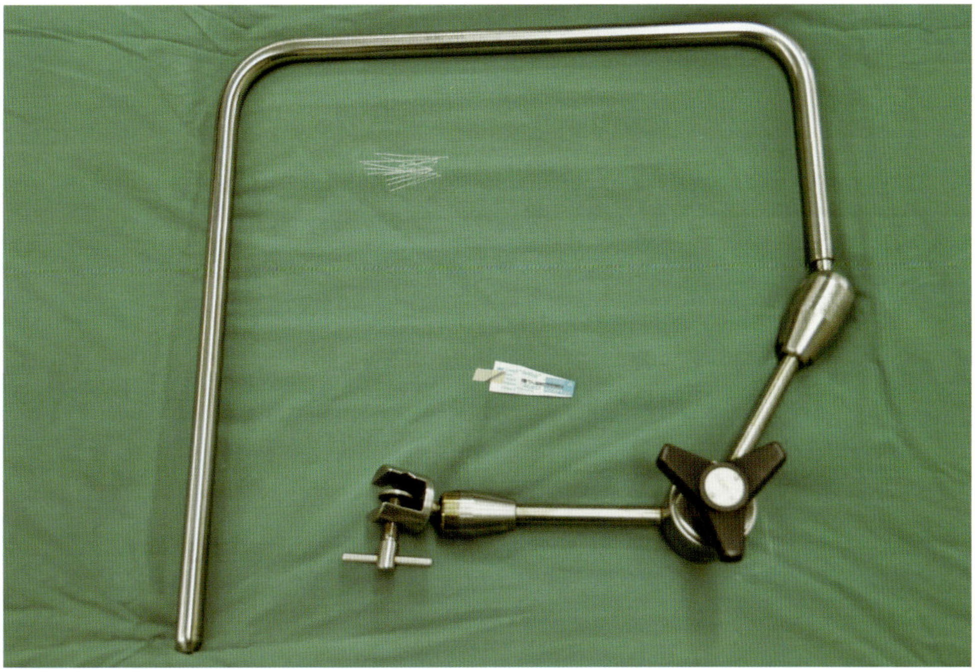

图 8-4　TEM 特殊器械四：直肠镜固定臂（Martin 臂）

（二）洗手护士准备物品

显影纱布 ×5；20ml 空针 ×1；3-0 可吸收缝线（W9116H）×1，回形夹（银夹）×1；中号钛夹 ×1；两组 TEM 直肠镜镜头；一套长 36cm、直径 5mm 腔镜超声刀头及线。开台后手术器械的摆放：双层中单铺中号车，小手巾覆盖（图 8-5）。

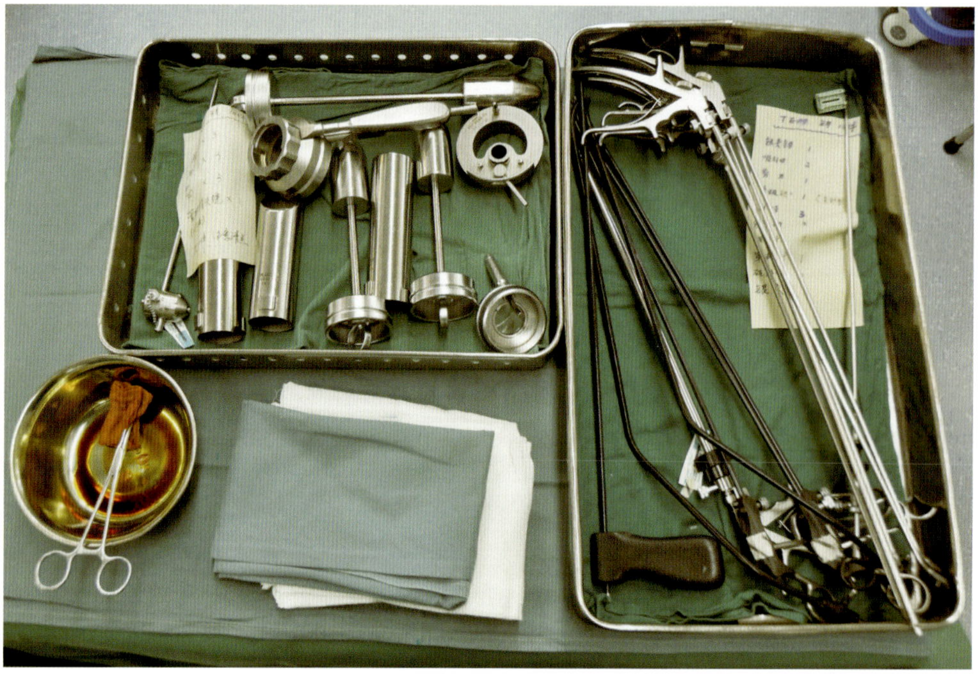

图 8-5　双层中单铺中号车，小手巾覆盖

（三）供应护士准备物品

腹腔镜主机；TEM 直肠镜泵；超声刀主机；摆放手术体位所需物品（图 8-6 ~ 图 8-8）。手术体位包括：侧卧位、俯卧位和截石位。根据患者直肠肿瘤的位置决定具体的手术体位。比如，肿瘤位于膝胸位 9 点直肠左侧壁的患者，应取左侧卧位。将手术床右腿板撤除，将患者两腿尽量蜷曲，让患者臀部置于手术床的边缘（图 8-9A、B）。将腹腔镜主机、TEM 直肠镜泵放于患者头部右侧，超声刀主机放于患者左腿外侧（图 8-10）。

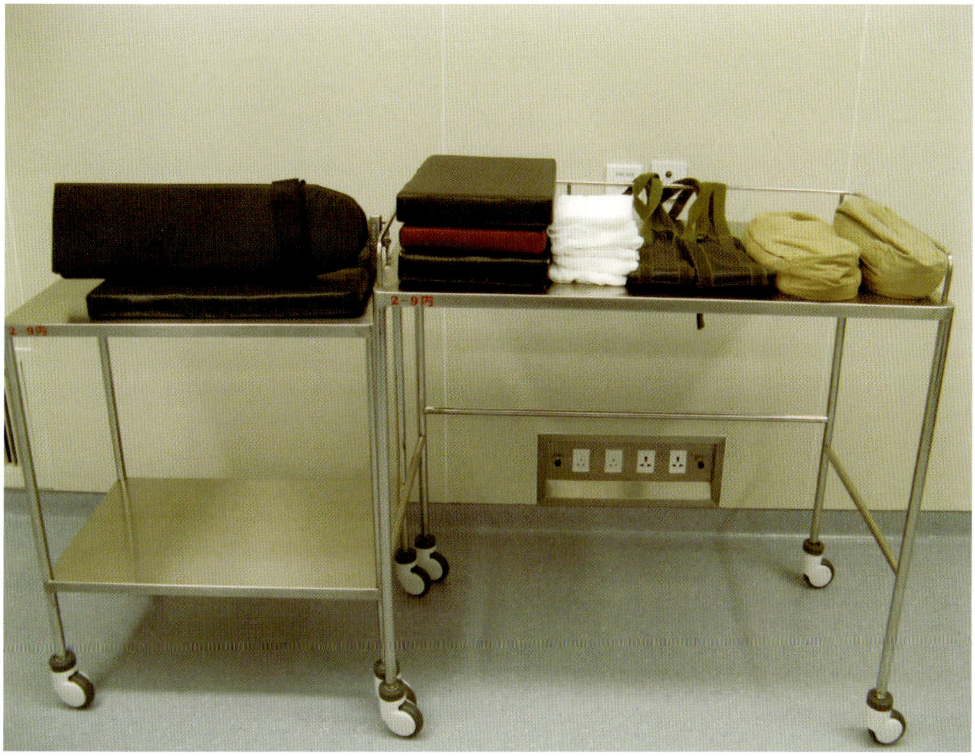

图 8-6　侧卧位用物

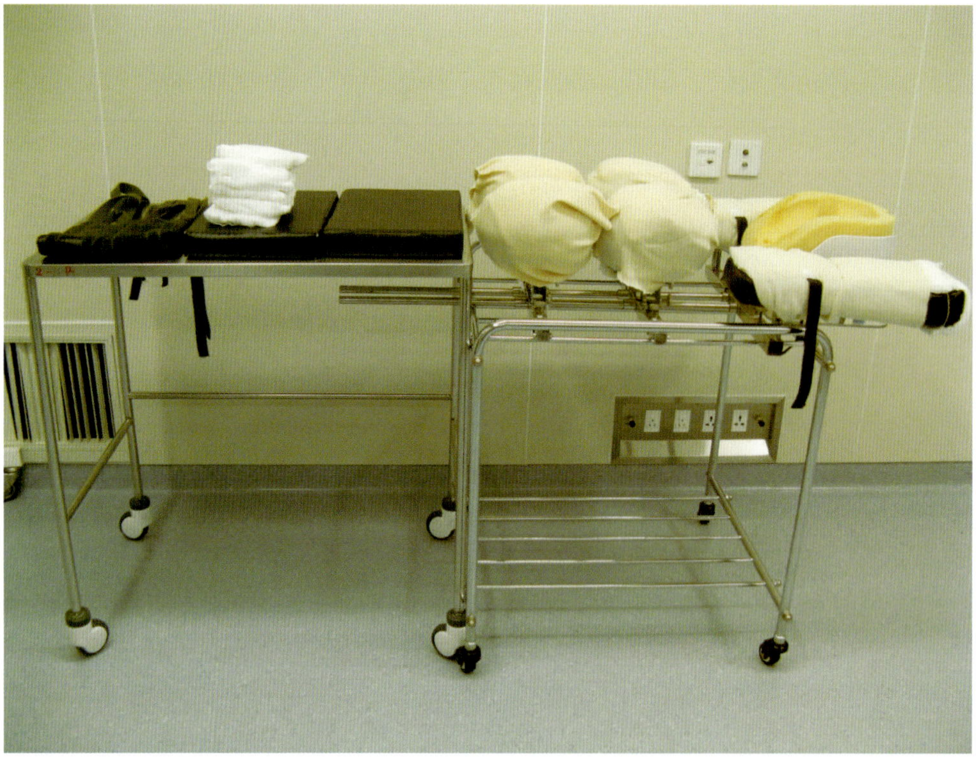

图 8-7　俯卧位用物

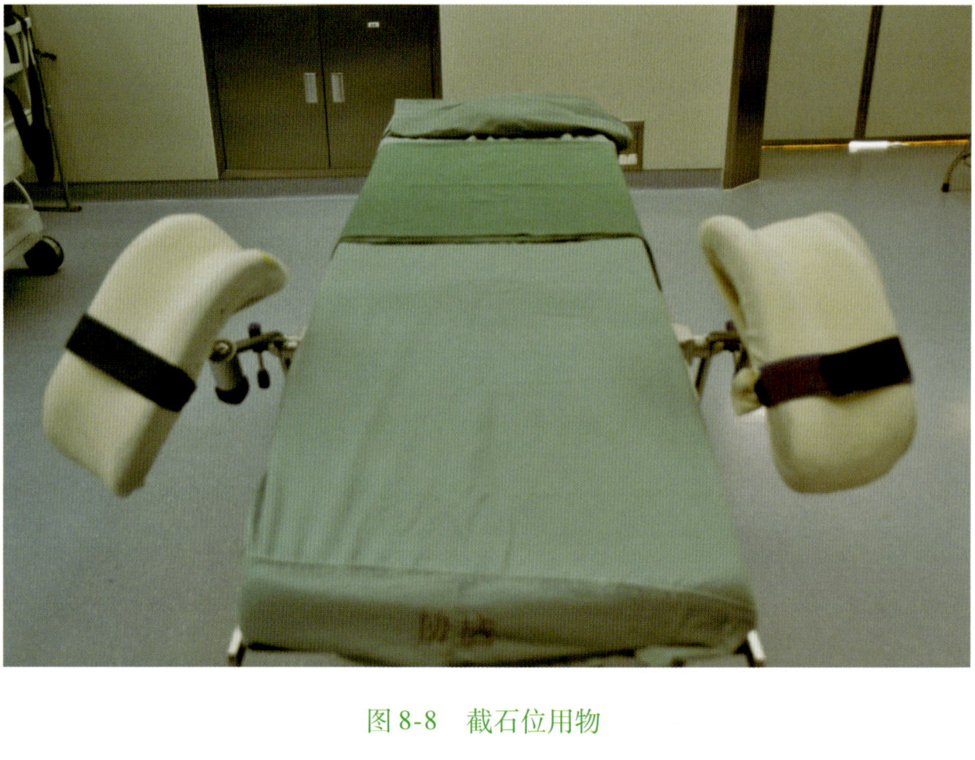

图 8-8　截石位用物

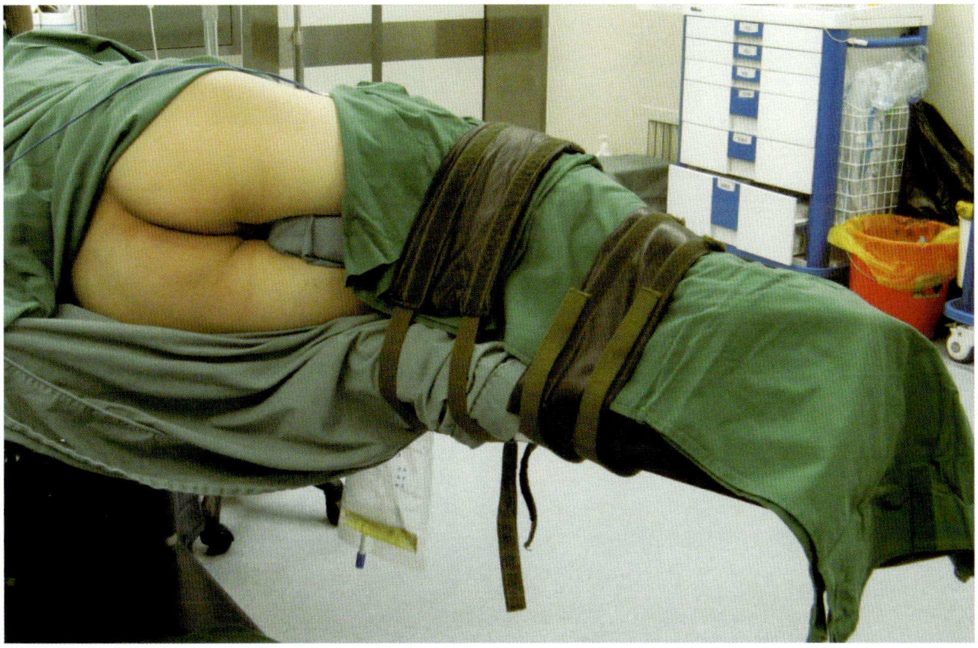

图 8-9A　左侧卧位 1

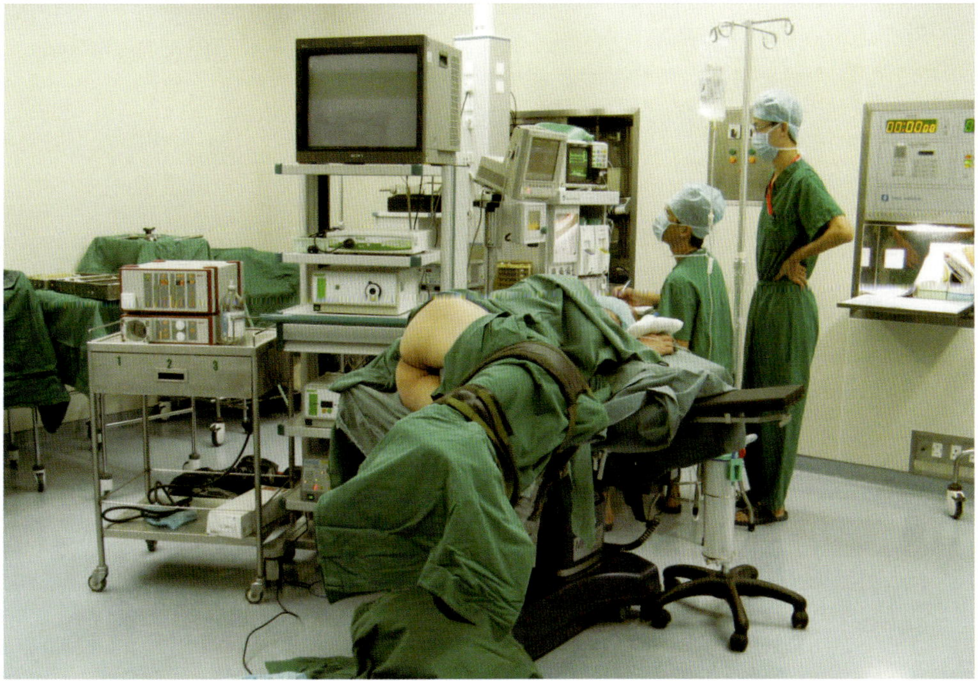

图 8-9B　左侧卧位 2

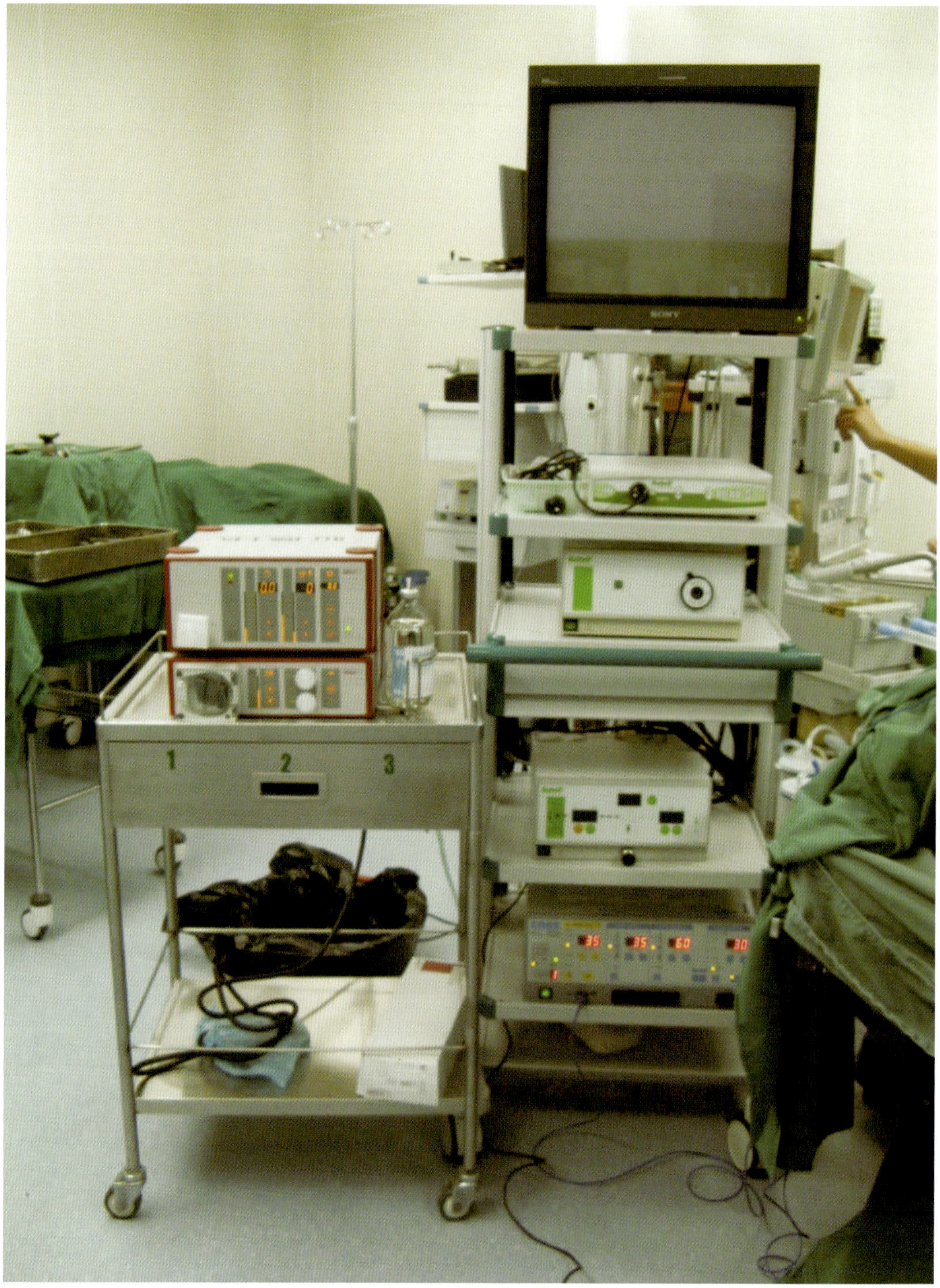

图 8-10　将腹腔镜主机、TEM 直肠镜泵放于患者头部右侧，超声刀主机放于患者左腿外侧

（四）标本处理

手术医生将肿物展开，黏膜边缘用数枚大头针固定于小块泡沫塑料上，供应护士将泡沫塑料倒置，放入甲醛固定液容器中，让肿物与液体充分接触（图 8-11）。作用：防止固定液使标本边缘回缩。

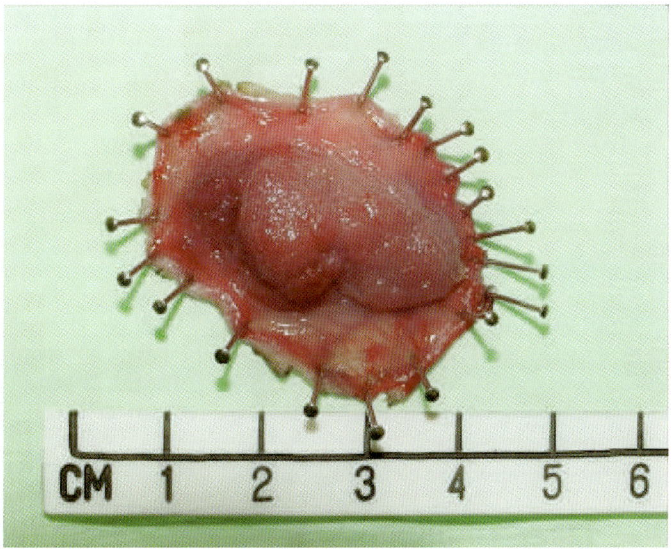

图 8-11　TEM 标本处理

（吴　森　孙曦昆　马淑兰　潘志英）

二、助手的配合

在开始 TEM 手术前，首先应组建一个包括医生和手术室护士在内的 TEM 团队，并对团队成员进行专业培训。如果条件允许，最好是整个团队成员在一起培训。特别是要重视仪器的设定和故障排除。最好是培训一位专管设备的护士。团队成员熟悉各自的任务后，应组织几次实际操作演练，熟练配合。最好是按照 TEM 培训教程完成演练；或者是跟随熟练操作 TEM 的医生完成学习。

对于术者，有几点需要特别注意。许多人认为 TEM 与常规腹腔镜手术类似。实际上，二者有很大的区别。操作 TEM 器械时，必须沿着横轴反复上下动作，就像活塞一样运动。在直肠这样狭小密闭空间中，不可能通过器械的交叉转向来完成 TEM 操作，只能平行的运动完成动作。相比之下，常规腹腔镜操作可以完成 90°的转向。在 TEM 过程中，助手能够提供的帮助较少，术者应有自我提供“牵引/对抗牵引”的能力。而在常规腹腔镜术中，可以很方便做到这一点。

术前助手应将患者摆放于合适的体位。为方便术中操作，应使病灶处于手术野的最低位。因此，对于后壁病灶，应采用截石位；对于前壁病灶，应采用俯卧位，并使用“滑动腿板”将双腿分开；右侧及左侧壁病灶，应分别采用恰当的右侧或左侧卧位。患者的术中体位非常重要，必须确保病灶位于低位。必要时，应重新摆放体位。为确保体位合适，摆放前可行硬式直肠镜检查明确肿瘤的位置。

TEM 手术应尽量被安排在当日手术的第一台。我们的经验表明，第一台手术可以确保得到经过专业培训的护士上台配合，而且较少被其他手术干扰。另外，无论如何 TEM 术前应安排时间调试设备并摆放合适的体位。

器械的安装和调试十分重要。应将 Martin 臂连接在手术床，安装面板并固定。TEM 是在一个封闭空间操作，通过持续的 CO_2 充气提供空间。其腔内压通常设置为 $10\sim15cmH_2O$。

一些看似较小的问题，可以严重影响 TEM 设备的功能。例如，一个常见的问题是手术野空间的塌陷。一旦发生，则操作完全无法进行。发生这一问题，可能是由于橡胶帽无法锁住面板，也可能是由于 CO_2 通气管线的扭曲打结等。因此，TEM 团队应有排除故障的能力。

（牛备战　林国乐）

三、开展 TEM 初期如何选择患者

对于初学者来说，有些经验值得借鉴。

在开展 TEM 的初期，最好选择通过传统途径如经肛门也可切除的病变，这样如果 TEM 不成功，改做经肛门切除，不会对患者造成不良影响。而且，病变最好是活动，并且易于看到的。病变 $<2.5cm$ 时容易切除；位于中低位直肠的病变也易于切除。但是，如果病变距离肛缘过近，则容易导致术中漏气，无法维持手术空间。如果病变邻近痔的位置，则手术时容易出血，而且内镜下寻找病变较困难。另外，文献表明，病变位置越高，则中转为其他手术方式的概率就越高。如果病变位于腹腔内直肠，最好由“专家”即富有 TEM 经验的外科医生来完成手术。初学者应选择病变位于腹腔外直肠（即腹膜反折以下直肠）的患者。还有，当病变位于直肠后壁时，摆放截石位较其他手术体位相对容易。

（牛备战　林国乐）

四、学习曲线

近期，有多篇文章描述了 TEM 的学习曲线。

学习曲线也可以描述为“熟练增益曲线”。也就是指通过每次手术所获得的技术经验与可分析的结果之间的关系，可分析变量如手术时间、并发症发生率、住院时间及死亡率。就 TEM 而言，死亡率接近于 0，术后住院时间通常为 1 天，因此，分析的变量应加上能否用 TEM 设备完成切除及缝合。通常情况下，开始 TEM 时，通过每例手术所获得的提

高非常明显，当技术能力达到一定程度时，通过每例TEM手术所获得的提高将是非常有限的。因此，TEM学习曲线在起始阶段应该是陡峭的。然后，随着经验增多，应变为平直的。

当一位外科医生要独立开展TEM时，必须能够熟练完成经肛门直肠肿物切除，并能够熟练完成TEM的整个过程。但是，关于初学者必须完成多少例TEM才能成为“熟手”，目前尚无明确的规定。这可以参考其他手术方式的规范，例如腹腔镜结直肠手术。美国结直肠外科医师协会和美国胃肠内镜外科医师协会建议，至少需完成20例腹腔镜结直肠切除吻合，才能独立开展腹腔镜结直肠手术。

（林国乐　牛备战）

第二节　TEM的手术操作

一、TEM直肠镜泵联机开机程序

（一）放置

TEM直肠镜泵由气腹机和注水泵组合而成。放置时气腹机在上，注水泵在下。

（二）连接

连接TEM直肠镜泵后背的气路，上下方向垂直连接。连接信号线并锁紧（注意信号线两端外表相同，但分公口和母口）。连接两机等电位线。连接供气高压管，两端锁紧后开气（使用手术室公共CO_2气源时，直接将供气管插入墙上的CO_2插口。这时可能压力不够，因为该气腹机是按高压设计的。需要联系有资格的供货商改装）。前面板所有管路除了泵挤压管外都不得连接。

（三）开机

气腹机开机通电，自检（气腹机左上角黄灯绿灯交替闪烁），同时泵面板所有灯亮（稍暗），泵转几圈即停转。自检稳定后（气腹机左上角绿灯亮，流量、压力、用气量3个显示均为0）表示气腹机工作正常，注水泵工作正常。

（四）自检后连接管路

联接两机前面板的上下两个过滤器及5条管路。连接内镜及操作件上所有管路。按下泵工作键，这时泵指示灯亮度提高。按下气腹机工作键（T字形键，该键上侧为大流量键）即可正常工作。该机管路虽连接复杂，但设计较为人性化，5条管路的接口都各自不同，不会有接错的可能。

二、手术一般步骤

1. 麻醉和体位　全身麻醉可能是最令患者和医生感到舒适和满意的麻醉方式。根据病灶在直肠内的部位，将患者摆放成一定的体位。原则上将病灶放在术野正下方，如当病灶位于直肠后壁时就将患者摆放成膀胱截石位（图 8-12A），其他方位依次类推（图 8-12B）。

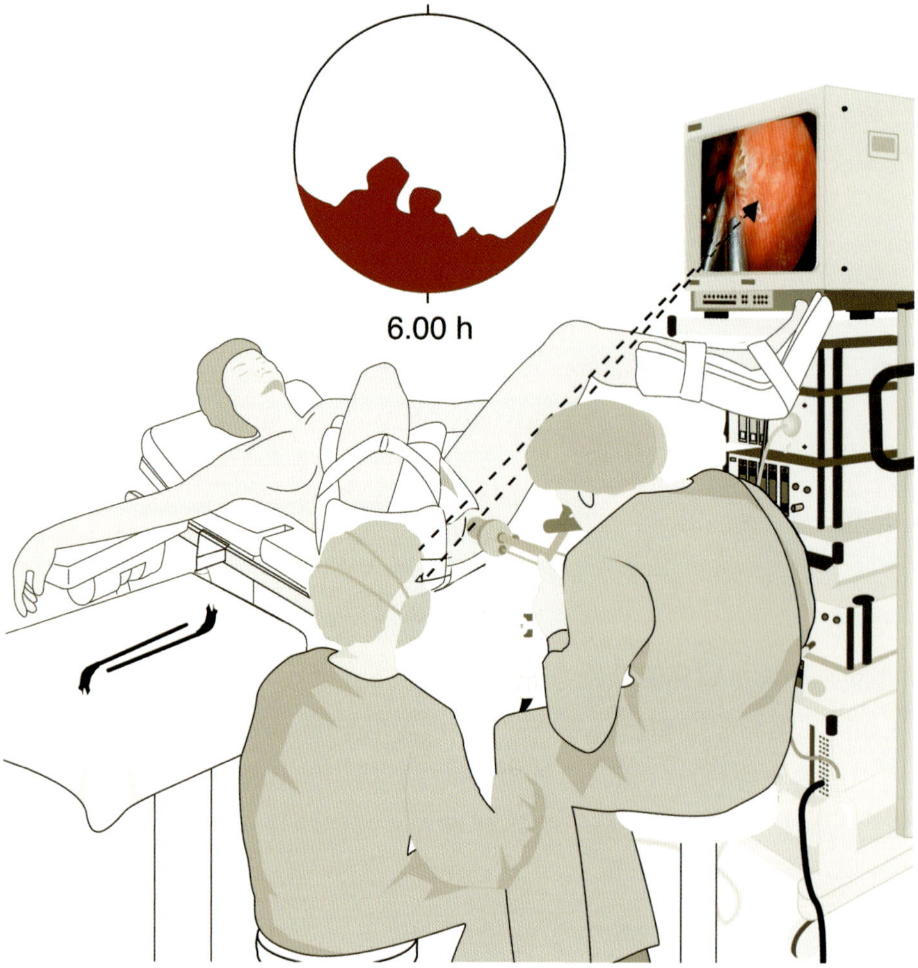

图 8-12A　TEM 切除直肠后壁肿物时取膀胱截石位

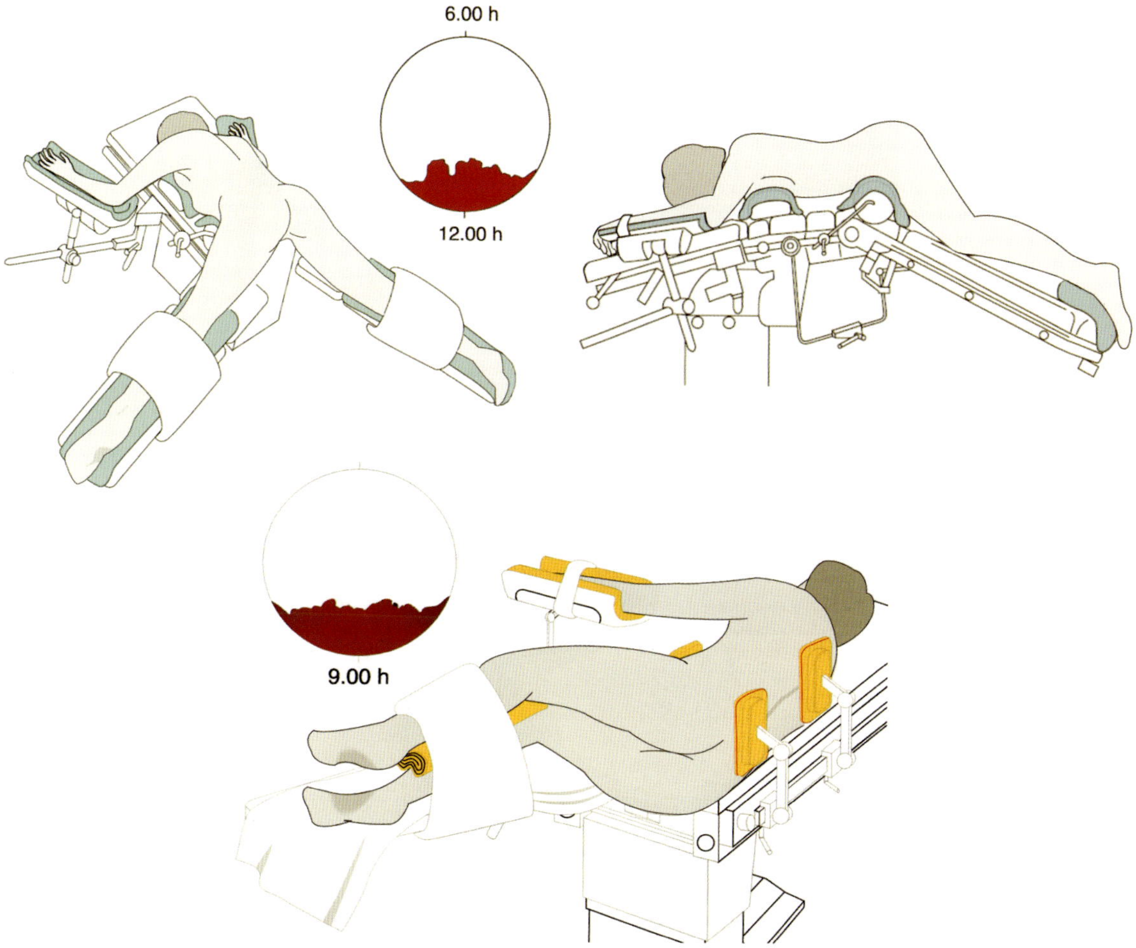

图 8-12B　前壁肿物时取俯卧位，切除直肠侧壁肿物时取侧卧位

2. 术野常规消毒铺巾，经轻柔扩肛后插入 TEM 直肠镜，直视下调节位置并固定，保持 CO_2 充气状态，最大速率为 6L/min，直肠腔内的 CO_2 压力可自动调节保持在 1.6～2kPa（12～15mmHg），以防结肠过度扩张。

3. 在立体双目镜和腔镜系统下手术操作，先用针形电刀电灼标出切除边界（如为良性病灶可距病灶边缘 0.5cm 以外，如为恶性则须距病灶缘 1cm 以外），沿着预设的标记线进行精确的切除，可以保证肿瘤在合适的切缘下被完整切除（图 8-13）。

根据术前诊断和肿瘤分期选择合适的切除方式，包括黏膜下切除（submucosal excision）和全层切除（full-thickness excision，即横梭形切除肿瘤所在的直肠壁全层）。

4. 切下的肿瘤标本自 TEM 直肠镜取出后将周边平展，用多枚大头针固定在一小块聚乙烯泡沫上，经甲醛溶液处理后立即送检作精确的病理分期。

5. 手术创口经仔细止血、冲洗后在腔内予以缝合（图 8-14）：先在体外将一根 7～10cm 长带缝针的单丝可吸收缝线的尾端用一银夹（或中号钛夹）锚定，经 TEM 直肠镜送

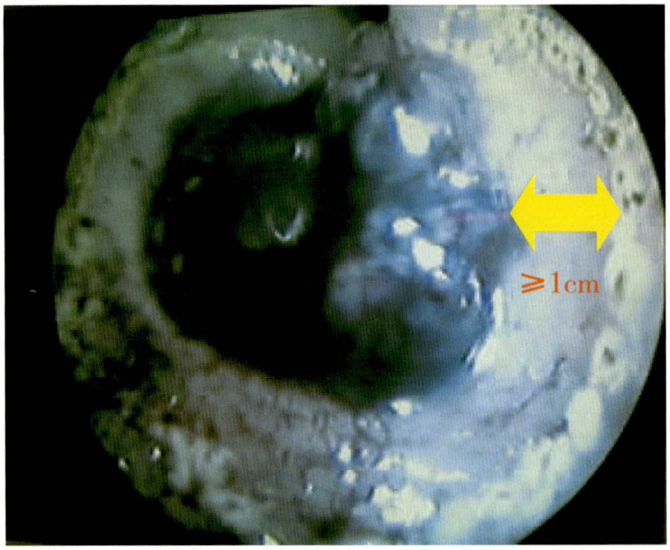

图 8-13　用针形电刀电灼标出切除边界

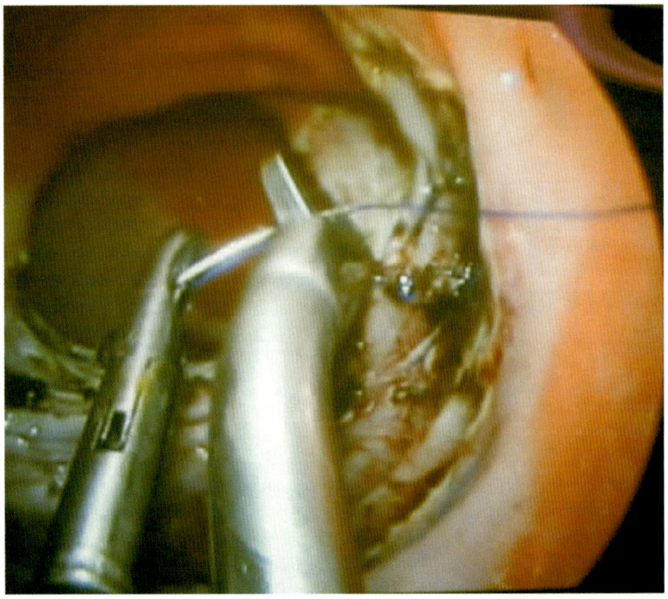

图 8-14　手术创口腔内缝合

入直肠腔内，从创口一端（一般为右侧端）开始，用特制的抓钳和持针钳进行腔内缝合，为单层连续不锁边缝合（图 8-15），直至创口闭合，缝线另一端再用一银夹固定（图 8-16），剪下缝针并退出。如创口较大或缝合困难，可用多根缝线分次缝合。腔内缝合是 TEM 手术的核心技术和难点所在，必须经过专业培训才能熟练掌握。

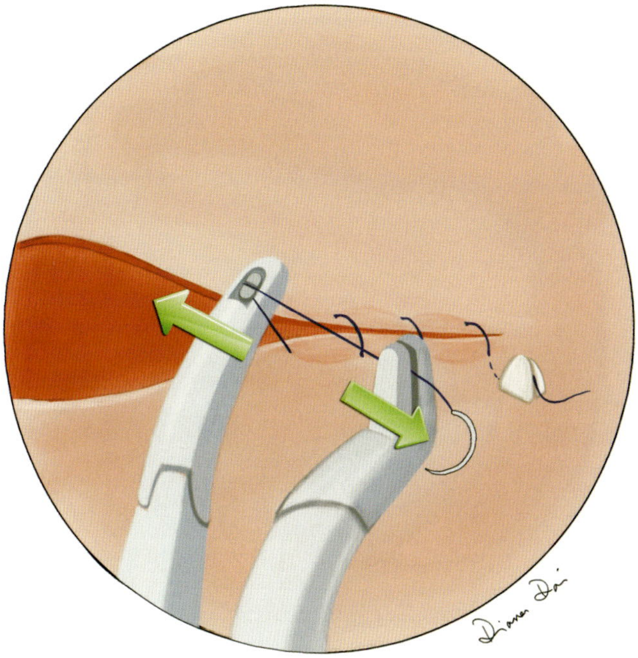

图 8-15　单层连续不锁边缝合（绘图　戴申倩）

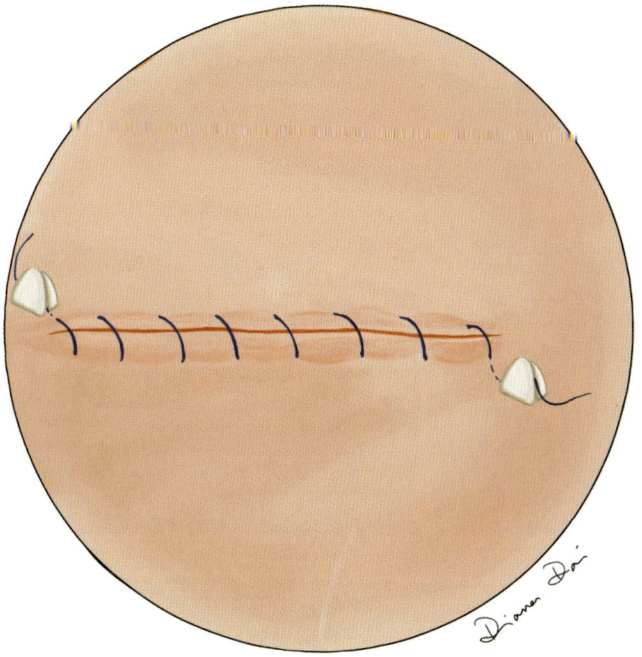

图 8-16　创口缝合结束时银夹固定（绘图　戴申倩）

三、黏膜下切除

对于直肠良性腺瘤（或息肉）、低级别上皮内瘤变（intraepithelial neoplasia，IN）可采用黏膜下切除（图 8-17）。一般采用针形电刀行即可，为减少出血并抬高黏膜可先用可伸缩注射针于瘤体的基底部注射 1∶200 000 肾上腺素盐水（图 8-18）。

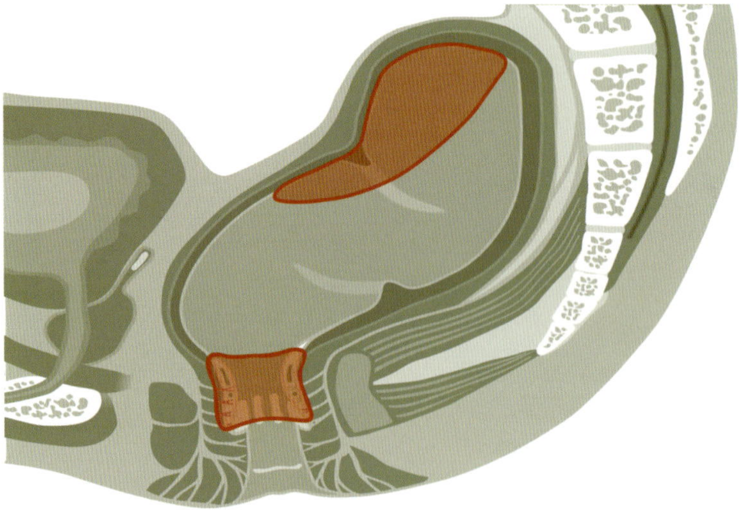

图 8-17　直肠适合黏膜下切除的区域（橘色）

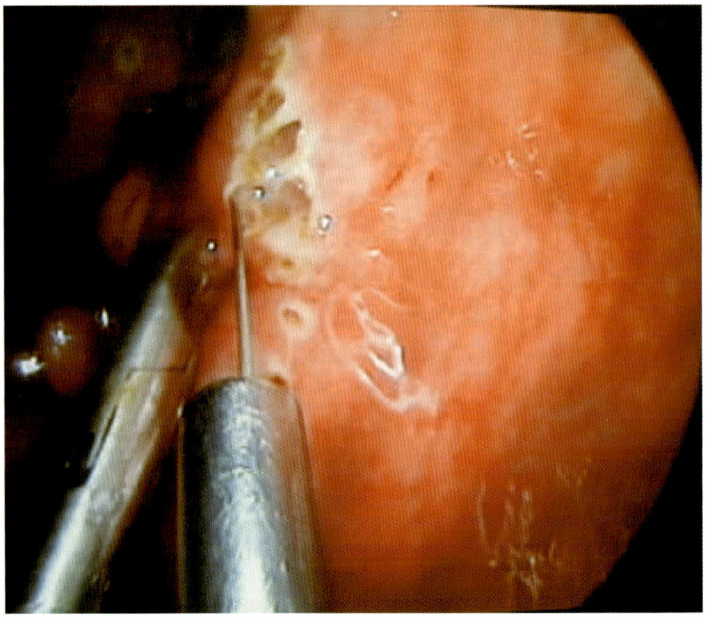

图 8-18　黏膜下切除可先于瘤体基底部注射肾上腺素盐水

四、全层切除

对于直肠高级别 IN 或术前高度怀疑恶变的腺瘤、早期直肠癌（T_1 期），以及潜在恶性的肿瘤如直肠类癌，须行全层切除（图 8-19），可用电刀，也可选用超声刀，后者产生的气雾少，止血效果也更令人满意（图 8-20）。对于上段直肠前壁的肿瘤行全层切除时须格外谨慎，尽量避免切入腹腔（图 8-21）。一般先用电刀在病灶的四周电灼出拟定切线，然后用电刀在切线的某点加深切口（通常选择在病灶的右下缘），切至肠壁外脂肪可判定为全层切除。切口的加深处可作为病灶切除的起始点，沿着已设定的切除线，逐渐将该包含病灶的整块肠壁完整切除，切除操作时若能遵循从右向左、由浅入深、由远（肛门侧）及近的步骤，则可使手术更容易些。如果不慎切入腹腔应即刻行腔内缝合修补，术前充分的肠道准备和熟练的腔内缝合技术是修补成功的关键。

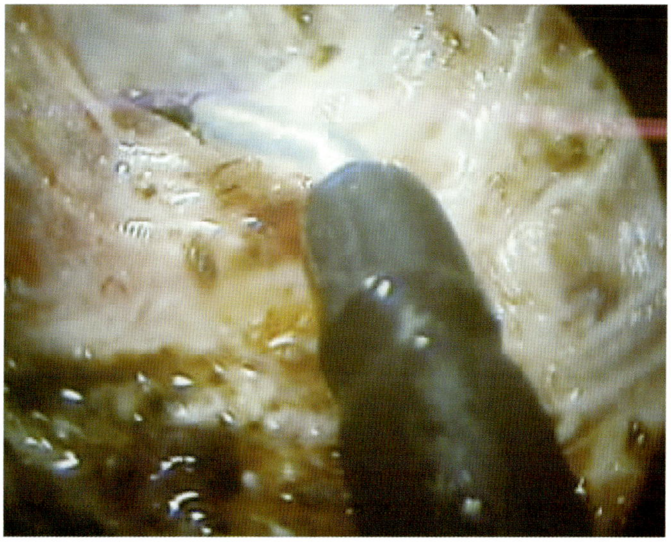

图 8-19　用针形电刀行全层切除

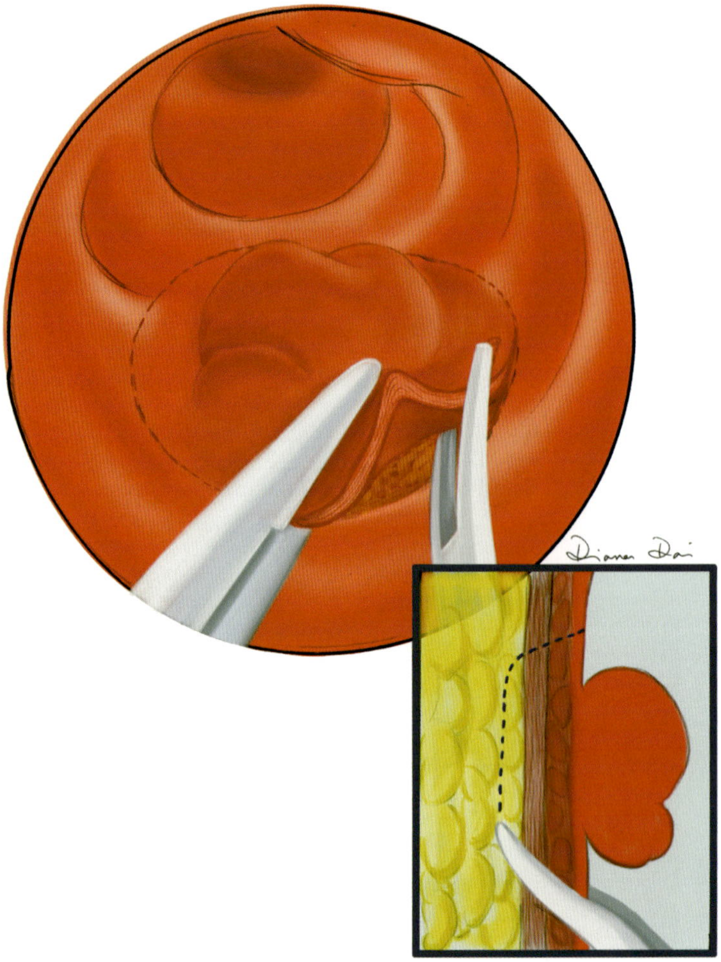

图 8-20　用超声刀行全层切除止血效果更令人满意（绘图　戴申倩）

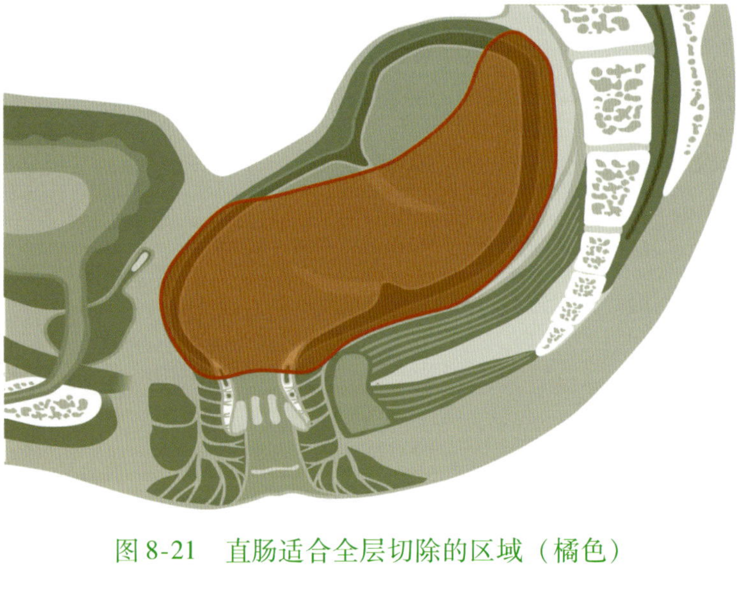

图 8-21　直肠适合全层切除的区域（橘色）

（林国乐）

参 考 文 献

[1] Ganai S, Garb JL, Kanumuri P, et al. Mapping the rectum: spatial anatysis of transanal endoscopic microsurgical outcome using GLS technclogy. J Gastrointest Surg, 2006, 10:22-31.

[2] Michel LA. The epistemology of evidence-based medicine. Surg Endosc, 2007.

[3] 邱辉忠，林国乐，周皎琳，等．经肛门内镜微创手术在治疗局限性直肠肿瘤中的应用．中华外科杂志，2009，47(13):981-983.

[4] 林国乐，蒙家兴，邱辉忠．经肛门内镜显微手术．中华胃肠外科杂志，2006，9:366-369.

[5] 蒙家兴，邵初晓，刘应裕，等．经肛门内镜显微手术切除直肠肿瘤．中华胃肠外科杂志，2003，6:96-98.

[6] 蒙家兴，林国乐，刘应裕，等．经肛门内镜显微手术治疗直肠绒毛状腺瘤和早期直肠癌31例．中国微创外科杂志，2006，6:15-18.

[7] 林国乐，邱辉忠，蒙家兴，等．经肛门内镜显微手术在直肠肿瘤局部切除术中的应用．中国现代手术学杂志，2006，10(5):334-337.

[8] 林国乐，邱辉忠，肖毅，等．经肛门内镜微创手术治疗直肠上皮内瘤变和早期直肠癌．中华胃肠外科杂志，2008，1月，11(1):39-43.

[9] 邱辉忠．经肛门内镜微创手术的临床现状．中国实用外科杂志，2007，27(6):446-448.

第九章　术后处理

TEM 手术后处理可直接影响手术效果，应引起注意。本章主要介绍 TEM 手术后的一般处理原则。

第一节　饮　　食

TEM 手术后当天仍建议禁食，特别对于采用全身麻醉的患者。虽然近年来随着快速康复医学的进展和快速康复理念的普及，胃肠手术后首次进食时间逐步提前，但在 TEM 手术尚缺乏相关的循证医学证据。一般来说，手术 24h 后可开始进流食，并逐渐向半流食过度，胃肠道功能恢复后可进正常饮食。对于直肠壁全层切除的患者，应适当延后首次进食时间。特别是手术当中发现切穿肠壁至游离腹腔者，更应注意患者的首次进食时间及进食量，为保证足够营养可给予要素饮食，必要时可给予肠外营养，注意水、电解质及热量的输入。

对于胃肠道功能恢复者，可采纳以下营养及膳食建议。

1. 向医师/营养师咨询饮食禁忌。
2. 尝试不同膳食成分的搭配，增加水果和蔬菜的进食量。
3. 遵循少食多餐，逐渐加量的原则。
4. 适当增加高纤维食物的摄入量。
5. 低脂高蛋白饮食，避免摄取高盐及不易消化的食物。
6. 中国人对乳糖代谢不佳，慎用奶制品。

第二节　活　　动

术后患者的活动情况依据麻醉和病情而定。原则上 TEM 手术后建议患者早期下地活动。局部麻醉的患者手术后当天适当卧床休息后即可下地活动，腰麻、鞍麻和骶麻的患者术后 6h 内平卧，全麻患者建议手术后第一天开始下地活动。活动不便者建议多采用床上活动或被动活动。老年患者要注意通过主动和被动肢体活动预防下肢深静脉血栓的形成。

第三节　监测项目

一、排便

TEM 手术后的排便情况一般不需特殊干预，若患者有便意可嘱其自行缓慢解出。观察大便的形态、颜色、量，注意有无活动性出血。对于手术当中放入肛门的纱布或纱垫不必强行取出，可待患者大便时自行解出。大多数患者的肛门功能不受影响。一部分患者可在手术后 1 年内出现腹泻和里急后重的症状，但这些症状会逐渐减轻直至消失。若因手术部位疼痛或心理因素导致排便困难时，可给予止疼药及缓泻剂辅助排便。

同时还要注意患者有无尿潴留发生。一般情况下，TEM 术后需要保留尿管 1 ~ 2 天再拔除。对于齿状线附近的病变，因手术后局部疼痛较重，可能导致患者不敢排尿造成尿潴留。因此在拔除尿管后要注意监测首次排尿情况，具体可参见第十一章“TEM 手术并发症及处理”中的“尿潴留”相关内容。

二、体温

TEM 手术后发热多与药物过敏、输液反应及肺部并发症等有关。局部感染者少见。但是对于全层切除或术中发现切穿至游离腹腔者应警惕盆腔感染导致的发热，这类情况需要引起高度重视，采取相应措施。当合并肛周感染或直肠阴道瘘时也可发热。

三、疼痛

TEM 手术通常采用全身麻醉或椎管麻醉，术后患者手术部位灼痛，一般均可忍受。若疼痛较重或肛门括约肌痉挛性疼痛，可口服轻至中等强度止痛药。疼痛剧烈者可给予吗啡或哌替啶（度冷丁）。对精神紧张的患者可给予地西泮（安定）10mg 肌注。

第四节　出院指导

TEM 手术后患者的出院指导可参考普通胃肠道手术后患者的出院注意事项及《NCCN 结直肠癌诊治指南》中提到的健康生活习惯建议。对于 TEM 下未行直肠壁全层切除的患者可以在手术后直接出院或根据情况在手术后第二天出院。对于靠近齿状线附近的病变可能在手术后出现较明显的疼痛，出院时可给病人带轻度的止疼药及通便药以防止便秘。

所有患者出院后都应进行随访。根据最终病理结果决定随访方式，若术后病理为良性病变则不需要进一步治疗。对于切缘阳性的良性病变应建议患者在手术后严密随访，通过肠镜监测复发。若出现复发且范围较小可考虑通过内镜下切除。也可考虑再次行 TEM 手术。若术后病理为恶性，则根据病变所在位置选择合适的治疗方式。

术后随访的目标包括：观察手术相关远期并发症；监测疾病复发；评估营养状态，提供营养咨询；为患者和家属提供必要的心理支持和医疗解释。随访可采用门诊、电话及网络方式进行，要了解患者的主诉、症状和体征，进行必要的辅助检查如肛门指检、结肠镜及腹部超声等。若为早期直肠癌，建议按照《NCCN 结直肠癌诊治指南》进行严密随访。随访的频率为手术后 2 年内每 3 个月一次；第 3 年 ~ 第 5 年每半年一次。手术 5 年后每年一次。

特殊需要提及的包括以下几个方面。

1. 手术后 7 ~ 10 天内可出现迟发性出血，若出血量较大或为持续性出血应立即到急诊就诊，具体措施可参见第十一章“TEM 手术并发症及处理”。

2. 术后肛门周围疼痛多属暂时现象，应向患者交代清楚。可采用热敷和坐浴疗法。TEM 手术后 1 天即可开始肛门局部热敷，可采用热水袋外敷，或使用微波、远红外线理疗热敷。坐浴是一种方法简便和效果好的方法，将臀部坐入盛有热水的盆内，水温以不烫为度，水深 7 ~ 8cm，浸泡肛门。坐浴可在排便后开始，每次 10 ~ 15min，每日 1 ~ 2 次。

3. 对于暂时性肛门排气失控、肛门失禁等情况，患者应加强肛门及盆底肌肉的运动，每日做提肛运动 2 ~ 3 次，每次 5 ~ 10min，可增强肛管周围肌肉，如外括约肌、耻骨直肠肌的功能和肛提肌的功能，有利于肛门、直肠功能的恢复。

（吴文铭　邱辉忠）

参 考 文 献

[1] 吴阶平，裘法祖主编. 黄家驷外科学. 第 6 版，北京：人民卫生出版社，2005，267 - 275.

[2] 张东铭主编. 大肠肛门局部解剖与手术学. 第 3 版，合肥：安徽科学技术出版社，2009，70 - 77.

[3] American Cancer Society Guidelines on Nutrition and Physical Activity for Cancer Prevention. 参见 http://www.cancer.org.

[4] Meyerhardt JA, Heseltine D, Niedzwiecki D, et al. Impact of physical activity on cancer recurrence and survival in patients with stage Ⅲ colon cancer: findings from CALGB 89803. J Clin Oncol, 2006, 24:3535 - 3541.

[5] NCCN Clinical Practice guidelines in Oncology. Rectal Cancer, V1. 2009.

第十章　TEM 手术患者的围手术期护理

经肛门内镜微创手术（TEM 术）是治疗直肠肿瘤的一种微创术式，具有损伤小、出血少、恢复快等优点。北京协和医院自 2006 年 4 月开展第一例 TEM 手术以来，积累了丰富的围手术期护理经验，总结如下。

第一节　术 前 护 理

一、心理护理

心理护理体现在围手术期的每项护理工作之中，且需针对不同患者进行个性化的心理辅导。护士应从患者入院就建立良好的护患关系，让患者了解术前各项检查的目的、重要性，有效的告知可减少患者的紧张情绪；患者和家属对疾病本身、术式及术后效果不了解，易产生紧张、焦虑和恐惧等复杂情绪，护士应加强与患者的沟通，针对导致担心的原因讲解手术方式，适当讲解手术的优越性，鼓励患者树立战胜疾病的信心，使患者能以积极、平和的心态迎接手术。

二、术前准备

（一）疾病评估

1. 肛门控便能力评估

因术中需从肛门插入外径 4cm 的特殊直肠镜直至手术结束，可能对肛门括约肌造成一定影响，因此，肛门括约肌功能不良的患者不适合行 TEM 术，以免术后发生肛门失禁。术前护士应配合医生对患者的肛门紧张度进行检查评估，了解有无大便失禁病史，指导老年患者和肛门控便功能不全的患者在手术前后进行肛门括约肌收缩锻炼，以减少术后大便失禁的发生，由主管护士监督患者训练。

2. 手术耐受性评估

通过患者的各项实验室检查及相应辅助检查了解患者是否具备接受手术的良好状态，排除严重的出凝血异常、药物过敏、心肺功能异常等手术和麻醉禁忌证。护士根据医嘱告知患者留取大小便标本及抽血的注意事项，准确完成患者的血液采集，及时取回化验结果，发现异常及时告知主管医生。协助患者外出行X线胸片、肺功能、CT等检查，取回检查报告。患者如行特殊检查如直肠超声、结肠镜、磁共振等，应遵医嘱行肠道准备，监督患者肠道准备的依从性，观察排便是否干净。对有高血压、糖尿病的患者遵医嘱进行血压和血糖的监测，有异常及时对症处理。协助相关科室医生对患者的会诊，关注会诊结果。

（二）肠道准备

术前应给予患者高热量、高维生素、高蛋白饮食，以增强抵抗力。完善术前检查、确定手术日期后，于术前2日开始肠道准备。严格的肠道准备可减少术中污染，防止术后感染，有利于伤口愈合。

1. 饮食

术前2日患者禁食不禁水，告知患者无渣饮食的重要性，以提高患者的依从性。给予无渣的肠内营养制剂，如肠内营养乳剂（TP，瑞素）、瑞代、维沃等，以代替三餐。护士应嘱患者少量多次饮用，以免一次大量饮用引起腹胀、腹痛等消化不良症状，同时告知患者肠内营养制剂未开包装时可以常温保存，打开包装后，应在24h内饮用完毕，以免营养制剂变质引起不适。一些血糖升高的患者，可给予瑞代等糖尿病患者专用的肠内营养制剂，并告知患者少量多餐，以免血糖过于升高。术前1日患者停用肠内营养制剂，予外周静脉全量补液。由于液体量较多，可给予患者留置针输液，方便患者活动，减少液体外渗的可能。勤巡视，观察液速、输液肢体有无疼痛、肿胀不适。

2. 泻药

术前2日、1日均遵医嘱给予50%硫酸镁40ml，每日2次或复方聚乙二醇电解质散（恒康正清）1盒，bid。告知患者服用泻药的意义，取得配合；告知患者注意事项，如服泻药后应大量饮水、多活动，促进肠道蠕动。饮水要少量多次，避免急性胃扩张引起呕吐。泻药不能与肠内营养制剂同时饮用，应间隔1h以上，以避免营养液不吸收。观察患者的排便情况，如排便次数、性质，一般以清水样大便为宜。观察肠道准备过程中患者有无不适，如肛周疼痛、排血样便、头晕、心慌等，及时告知医生给予处理。老年患者服用泻药后应加强巡视，以免发生跌倒、低血糖等意外事件。协助术前日输液的患者如厕。为保护肠道正常菌群及肠黏膜，可遵医嘱给予整肠生500mg，培菲康420mg，L-谷氨酰胺呱仑酸钠颗粒（麦滋林）670mg，每日2~3次口服。

3. 禁食水时间

告知患者术前日夜间零点以后完全禁食禁水，以防手术或麻醉过程中呕吐引起窒息。

（三）其他准备

给予患者备皮，范围为会阴部区域。告知患者术前晚全身沐浴一次。根据术中带药行药物过敏试验，核对术中带药。对术后易发生深静脉血栓的高危患者，可遵医嘱测量双腿腿围，术日晨予患者穿着弹力袜。协助患者安全送往手术室，铺全麻手术床，备好吸氧装置、心电监护。

第二节 术后护理

一、一般护理

（一）生命体征的监测

术后可给予持续吸氧、心电监护，注意监测患者血压、心率的变化。如有血压下降或心率变快等体征，要警惕是否有内出血或缝合口裂开。在观察生命体征时，应排除其他影响因素，如侧卧位引起的血压偏低、因被子过厚使患者大量出汗而造成有效血容量不足的心率过快。对可疑出血的患者可遵医嘱给予止血药预防，必要时二次手术止血。术后体温偏高的患者可给予温水擦浴、冰袋物理降温或药物降温等对症处理。

（二）伤口的观察

TEM 术后患者体表没有伤口，可通过肛门有无排血性液体间接观察。护士巡视患者时，要掀开被子检查放置于臀部的卫生尿垫有无渗血渗液，并询问患者有无不适主诉。告知患者术后早期肛门少量出血为正常现象，可经一般止血治疗恢复，如出血量较大应及时告知医护人员。

（三）疼痛的护理

TEM 术后患者一般疼痛轻微或无疼痛，无需特殊止疼处理。个别患者术中切穿肠壁至腹腔，术后可出现比较剧烈的腹痛、腹胀等急性腹膜炎的症状。对于此类患者，护士应耐心倾听患者的主诉，评估疼痛的程度、原因，遵医嘱积极抗感染治疗的同时，给予物理疗法，如分散注意力、改变体位等方法，无效者可给予止疼药。另有个别患者术前有心理疾病，术后出现夸张的疼痛，对此类患者可给予安慰剂，如生理盐水肌注等治疗，效果较好。

（四）尿管的护理

TEM 为微创手术，术中对泌尿系统影响较小，术后留置尿管时间相应较短，多为 1 ~2 天。护士应每日进行会阴护理，清洁会阴部分泌物，保持尿管周围干净，预防感染。保持尿管通畅，防止打折，告知患者离床活动时应将尿管妥善固定于身上，且尿袋的位置应低于尿道口，以免尿液反流，引起逆行感染。准确记录患者 24h 尿量。观察尿液的颜色和性状，如发现尿色深、混浊，应及时告知医生，留取尿常规送检，必要时应用抗生素。

（五）活动的护理

全麻患者应去枕平卧位，完全苏醒后可垫软枕。护士应告诉患者及家属活动方法及注意事项。手术当天卧床为主，但四肢可随意活动，也可在床上翻身或半卧位。术后第一天即可下床自由活动，但第一次离床活动应循序渐进，以免出现直立性低血压。每日活动量以不觉得累为宜。

（六）饮食的护理

术后当日禁食水，给予静脉输液。一般术后24h肠蠕动恢复后即可进流质饮食，如术中切穿肠壁至腹腔，术后可酌情延长禁食时间。术后2～3天可进少渣半流食，以减少粪便对创口的污染和刺激。再根据个体情况逐渐过渡到软食、普食。饮食应注意少量多餐，逐渐过渡到一日三餐规律饮食。

（七）排便的控制

尽量避免术后3天内解大便，以利于直肠创口的愈合。保持大便通畅，如有便秘，遵医嘱口服缓泻剂。但术后禁止灌肠和经直肠给药。护士要告知患者术后肛门会有排便感，千万不要用力排便，以免创口裂开。对术后大便失禁的患者，可指导其继续进行肛门括约肌收缩舒张锻炼，以增强控便能力。

二、并发症观察及护理

TEM术后并发症有：肛门出血、尿潴留、肛门功能障碍及肛周不适、腹腔感染、泌尿系感染、肺部感染等。在护理工作中，预防为主，有针对性地进行观察，及时发现异常情况，对症处理，可有效降低并发症的发生率，减轻患者痛苦。

（一）肛门出血

早期发生的少量淡血性肛门出血，可能是术中冲洗未吸尽的液体或扩肛引起的痔静脉出血，经一般止血治疗后可恢复。经肛门的大量出血（总量>400ml）多是因术中止血不彻底或缝合后创口又裂开。术后应严密观察患者有无肛门排脓血性液体、发热、肛门剧烈下坠感及疼痛，如有应立即通知医生，给予药物止血治疗，多数可保守治愈。

（二）尿潴留

拔除尿管后，患者常因麻醉、疼痛及既往前列腺疾病史而不能自主排尿。对既往有前列腺增生史的患者，可进行尿管间断夹闭训练以训练膀胱张力，预防拔除尿管后尿潴留。告知患者夹闭尿管的注意事项，如每2h开放1次尿管，或感觉有尿意时即可开放，夜间入睡后不要夹闭尿管。观察夹闭尿管的效果，如夹闭过程中持续无尿意，应适当延长尿管留置时间。拔除尿管后，嘱患者多饮水，观察患者能否自行排尿，有无尿频、尿急、尿痛、尿不尽等不适主诉。对无法自行排尿者，适当给予听流水声、局部热敷、按摩、改变排尿体位等方法，防止尿潴留的发生。如无效者，可行B超测膀胱残余尿量，必要时可重置尿管。

（三）肛门功能障碍及肛周不适

TEM 手术直肠镜直径达 4cm，可致肛门括约肌过度拉伸，造成肛门直肠功能一过性损害，多见于老年患者或术前有肛门功能异常的患者。既往有内外痔的患者可出现痔疮水肿破裂、肛周疼痛不适。术后应观察患者是否有暂时性肛门排气或排液态大便失禁，指导患者术后进行肛门收缩舒张锻炼，肛门功能常于数天至 3 个月恢复。保持肛周皮肤清洁、干燥，局部涂氧化锌软膏保护，避免发生局部皮肤糜烂。注意肛门卫生，如有肛门部不适可用温水坐浴。痔疮水肿者可给予复方角菜酸酯栓（太宁栓）、马应龙麝香痔疮膏等对症处理。

（四）腹腔感染

因术中切穿肠壁造成，在腹膜返折以上的腹膜面或乙状结肠作全层切除时易发生。术后应观察患者有无持续性剧烈腹痛、恶心、呕吐、体温升高、脉搏加速等腹腔感染症状。对有剧烈腹痛的患者可给予镇痛药物。遵医嘱予抗炎、补液治疗，一般数日后即可恢复。

三、出院指导

1. 保持心情愉快，生活规律。每天坚持适量运动，术后 1～3 个月勿参加重体力劳动，避免增加腹压的动作。

2. 保持大便通畅，养成良好的排便习惯，保持大便每日一次。如有大便失禁，注意保持肛周皮肤清洁、干燥，可局部涂氧化锌软膏或护臀霜保护，避免发生局部皮肤糜烂。注意肛门卫生，如有肛门部不适可用温水坐浴。出现便秘及时处理。

3. 养成良好的饮食习惯。日常生活中合理饮食，主食与配菜宜选营养丰富、易消化食物，多吃蔬菜、水果及适量高纤维素食物，避免生冷、油煎、酸辣、腌制品等刺激、易胀气食物，避免过甜、过咸、过浓饮食，禁忌烟酒。饮食应有规律，细嚼慢咽。

4. 定期复查。术后早期每 2 周复查 1 次，3 年内每 3 个月复查 1 次，3 年后每 6 个月复查 1 次，直到术后 5 年。

（史冬雷 史莉娜 蔡碧娥）

参考文献

[1] 林国乐，蒙家兴，邱辉忠. 经肛门内镜显微手术. 中华胃肠外科杂志，2006，9（4）：366－369.

[2] 蒙家兴，邵初晓，刘应裕，等. 经肛门内镜显微手术切除直肠肿瘤. 中华胃肠外科杂志，2003，6（1）：96－98.

[3] 蒙家兴，林国乐，刘应裕，等. 经肛门内镜显微手术治疗直肠绒毛状腺瘤和早期直肠癌 31 例. 中国微创外科杂志，2006，6（1）：15－18.

[4] 邱辉忠. 经肛门内镜显微手术在直肠肿瘤切除术中的应用. 临床外科杂志，2008，16 (10)：656－658.

[5] 邱辉忠，林国乐，周皎琳，等. 经肛门内镜微创手术在治疗局限性直肠肿瘤中的应用. 中华外科杂志，2009，47 (13)：981－983.

[6] 刘芳，史冬雷，林国乐. 经肛门内镜显微手术患者的护理. 中国实用护理杂志，2007，23 (12)：23－24.

[7] 方琼，林谋斌，吴蓓雯. 经肛门内镜手术围术期护理. 护理研究，2008，22 (6)：1470－1471.

第十一章 TEM 手术并发症及处理

第一节 概 述

经肛门内镜微创手术（TEM）是一种经肛门切除肿瘤的微创保肛手术方法，由德国 Buess 教授等于 1983 年首次应用于临床。TEM 与传统的经肛门手术相比，其手术范围能达到直肠中、上段部位，直肠和病灶经充气及放大后视野暴露清晰，组织结构辨认准确，操作不受阻碍；同时 TEM 可避免大手术引起的并发症和腹部伤口，使绝大多数患者术后无痛或疼痛轻微、活动不受限、恢复快，在手术时间、出血量、术后镇痛、平均住院时间方面均显著少于经腹手术。但尽管如此，由于 TEM 手术自身的特点和对手术操作较高的要求，还是会带来一定的并发症。

有作者统计近期 26 篇文献（1996—2006 年）报道的 3145 例 TEM 手术，并发症发生率为 1.2%~29.2%，平均为 7.8%（246/3145）。TEM 的死亡率报道范围在 0.3%~0.8% 之间，但同 TEM 手术相关的死亡病例尚未见报道。

我们也对近期部分资料详尽的文献进行了分析，共统计 1277 例 TEM 手术，并发症发生率为 8.5%~21.0%，平均为 13.7%（175/1277），具体数据见表 11-1。

对于上述 175 例并发症，我们又将其分为 TEM 相关并发症和一般并发症进行分析，具体见表 11-2，表 11-3。

从以上数据可以看出，TEM 是一种相对比较安全的手术方式，并发症的发生率在 10% 左右。其中最为常见的是和操作相关的创面出血（33.7%）、腹腔内肠穿孔（15.4%）、残端裂开或肠漏（12.0%），以及尿潴留（9.1%）和尿道感染（5.1%）等一般并发症。

下面的章节，我们将对 TEM 术式的各种并发症从病因、临床表现、诊断、处理和预防等方面分别进行分析。

表 11-1 TEM 术后并发症统计

作者	病例数	并发症	发生率（%）	发表年份
Azimuddin 等	31	5	16.1	2000
Demartines 等	53	7	13.2	2001
Guo-Le Lin 等	23	3	13.0	2006
Sabha Ganai 等	114	24	21.1	2006
Doornebosch PG 等	47	4	8.5	2008
Tohru N 等	42	3	7.1	2003
Batch SP 等	424	63	14.9	2009
Bretagnol F 等	200	28	14.0	2007
Aracil XS 等	96	9	9.4	2008
Lezoche E 等	100	11	11.0	2005
Emmanouil Zacharakis 等	76	14	18.4	2007
Darwood RJ 等	71	4	5.6	2008
合计	1277	175	13.7	

表 11-2 TEM 相关并发症

并发症	例数	%
腹腔内肠穿孔	27	15.4
创面并发症		
创面出血	59	33.7
直肠狭窄	4	2.3
残端裂开或肠漏	21	12.0
脏器损伤		
尿道损伤	1	0.6
直肠阴道瘘	1	0.6
肛门并发症		
大便次数增加	4	2.3
粪便溢漏	3	1.7
肛门疼痛	2	1.1
皮下及腹膜后气肿		
腹膜后气肿	1	0.6
阴囊气肿	1	0.6
合计	124	70.9

表 11-3 TEM 一般并发症

并发症	例数	%
发热	4	2.3
肺部感染	3	1.7
尿潴留	16	9.1
尿道感染	9	5.1
肠梗阻	1	0.6
盆腔脓肿	5	2.9
呼吸衰竭	1	0.6
心肌梗死	1	0.6
内痔出血	1	0.6
心功能不全	2	1.1
合计	51	29.1

注：Batch SP 共描述 8 例一般并发症，具体分类不明，未予罗列。

第二节　TEM 相关并发症

一、腹腔内肠穿孔

腹腔内肠穿孔的发生率文献报道差别较大，这同手术的具体部位、操作技术、肿瘤的性质和分期等因素密切相关，文献报道其发生率从 0 ~ 8% 不等。通常腹腔内肠穿孔被认为是术中并发症，因此有作者提出腹膜返折以上的直肠前壁肿瘤需要做全层切除时不宜行 TEM。但也有文章报道穿孔发生后，只要及时严密地将创口缝合，术后患者均能顺利康复，并无腹腔或盆腔感染的发生。因此，严格意义上术中无法用 TEM 行修补的肠穿孔可视为并发症。这里我们对以上各种情况一并进行分析。

（一）原因

（1）腹膜返折以上的恶性肿瘤，需要做肠壁的全层切除。

（2）腹膜返折以上的良性肿瘤，切除层次过深，进入腹腔。

（二）临床表现

术中可见到肠壁破口和腹腔内容物。术后可以形成腹腔积液和继发感染，造成发热、腹痛、腹胀、肠粘连；严重者出现全腹膜炎症，并伴全身症状。

（三）诊断

术中可见到肠壁破口和腹腔内容物，表明出现了腹腔内肠道穿孔。

（四）处理

大多数的穿孔可以直接用 TEM 行肠道的连续全层修补，少量的腹腔积气和积液可以靠机体自行吸收。大范围的肠道全层损伤，估计 TEM 修补不牢靠者改行开腹肠修补或腹腔镜下肠修补，并冲洗清理腹腔积液，必要时应放置引流管。术后针对腹腔感染和消化道细菌以大肠杆菌为主的革兰阴性杆菌和厌氧菌混合感染的特点，联合应用第二、三代头孢菌素和甲硝唑。为减少穿孔后肠内容物外漏可能带来的腹腔感染和积液，术前要充分的肠道准备，以减少肠内粪便残渣。

（五）病例

患者，女性，79 岁。因“大便次数增多 2 月余”于 2009 年 3 月收入我院。患者近 2 个月出现大便次数每日 2 ~ 6 次不等，无便血、腹痛，无恶心、呕吐，饮食及体重无改变。继往有高血压和Ⅱ型糖尿病史 10 余年，目前控制良好。查体无明显阳性体征。入院后行肠镜检查发现直肠距肛门 11cm 处，有一直径约 2cm 肿物，隆起于肠腔内，病理活检为管状腺瘤癌变。行腹部和盆腔 CT 检查未见明显异常。腔内超声为肿物侵及黏膜下，肠壁周围无肿大淋巴结。乙状镜定位肿瘤在直肠后壁。术前诊断直肠癌（$T_1N_0M_0$），决定行 TEM

手术。

手术采用截石位，在肿瘤周围1cm处超声刀标记，行全层切除。因上缘位置较高，肿物切除后形成肠道的腹腔内穿孔。术前肠内清洁较好，并无大量肠内容物进入腹腔（图11-1～图11-3）。镜下用3-0可吸收线行全层连续缝合修补肠壁穿孔，两端银夹固定。手术后患者予以禁食、补液、抗生素应用。术后头3天患者有38℃以下的体温并伴轻微腹痛，无腹膜刺激症状；3日后开始进食安素，5天开始进流食，术后7天患者排便，顺利出院。术后病理诊断同术前。

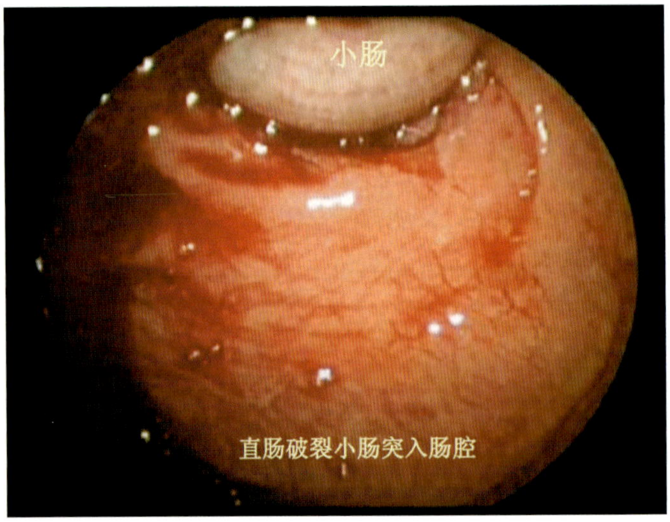

图11-1　直肠穿孔图示

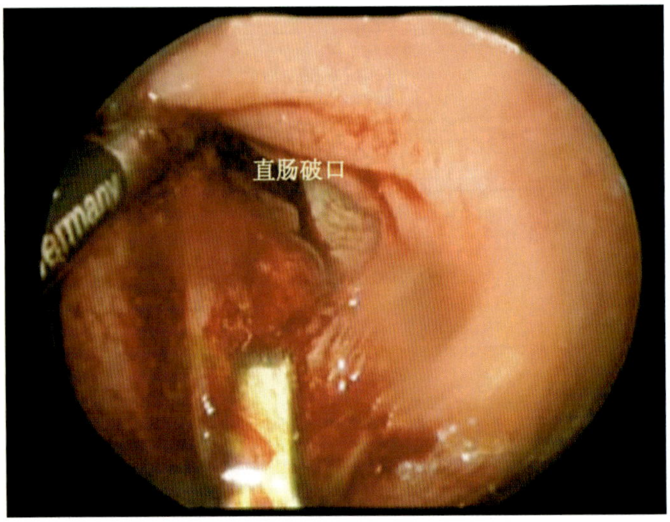

图11-2　直肠穿孔图示

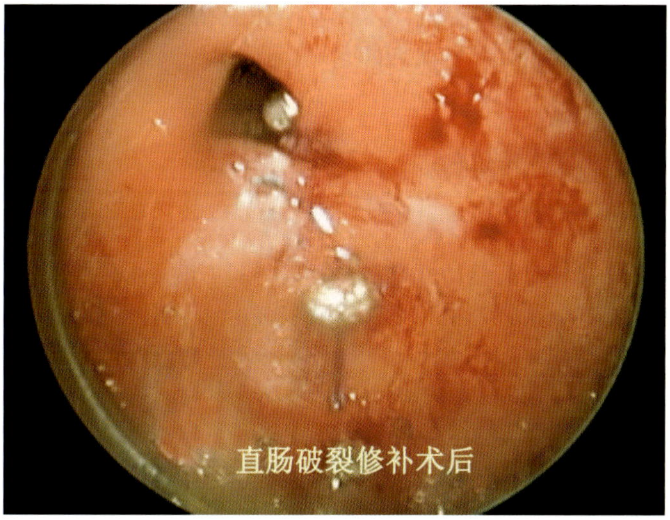

图 11-3 直肠穿孔修补后，肠壁恢复完整

二、术后肠漏

术后肠漏和术中的肠道穿孔有所不同，术后肠漏由于无法做积极有效的修补，往往给患者带来更多的身体、心理和经济上的损害。但由于 TEM 手术只有部分患者需要行全层缝合，且缝合范围不大，因此肠漏的发生率并不高。TEM 手术后的创面裂开后造成的隧道样感染，我们也将其归入肠漏进行分析。

（一）原因

（1）全身因素：全身营养不良，如低蛋白血症和贫血；维生素 C 的缺乏影响胶原合成，维生素 A 的缺乏影响黏膜的完整性；糖皮质激素和抗癌药物的长期应用。

（2）操作因素：缝合过紧、过密影响血供，并增加局部张力；缝合不严密，过于疏松；缝合线术后断裂；黏膜外翻或组织内翻过多；缝合处及局部感染；术中电刀对肠壁的灼伤。

（3）解剖学因素：腹膜反折以下的肠段缺乏浆膜层，对张力耐受较差；尸解和选择性肠系膜血管造影显示，直肠中央部位有一缺血区域。

（二）临床表现

术后肠漏的临床表现因漏的位置、大小、发生时间的早晚、术前的肠道准备情况，患者是否进食及全身情况不同而有很大差异。低位小的渗漏仅引起局部炎症，无发热及其他全身反应，但大多有直肠刺激征，排便频繁，黏液便，肛门下坠感。一般肠漏的主要表现有：局部感染的症状和体征，如发热、腹痛、腹膜刺激征、腹胀、局部脓肿形成，严重者可引起全身中毒症状。由于 TEM 的操作部位在直肠，消化液大量丢失的症状和体征，如水、电解质、酸碱平衡紊乱等较少见。

（三）诊断

若有以下症状和体征者，可诊断为肠漏：

（1）术后出现腹膜炎体征。

（2）经检查发现盆、腹腔脓肿。

（3）与手术后恢复过程不相符的发热、腹痛或脓血便。

（4）肠镜看到直肠内瘘口；影像学检查在手术部位周围出现脓肿或积液。

（5）病情稳定，腹腔炎症局限者可行直肠造影检查，透视下可见造影剂漏出肠外。

（6）低位直肠的瘘口可以触及。

以上的一种或多种情况，可以基本明确诊断。

（四）治疗

肠漏发生后的一般处理原则为：

（1）充分有效的引流。

（2）合理选用抗生素控制局部和全身感染。

（3）禁食、胃肠减压和维持水、电解质、酸碱平衡。

（4）全身营养支持，可采用肠内或肠外营养。

（5）对症处理。

对于位于腹膜返折以下的低位肠漏，因直肠周围的脂肪、结缔组织尚完整，如果漏口不大，及时发现后经过支持治疗和会阴部的局部热疗和理疗可以好转。肠漏发生后局部的引流很重要，它是影响预后的重要因素，根据漏的具体部位不同，在腹腔、骶前、肛旁放置引流管引流脓液，注意保持引流的通畅，可以通过局部进行冲洗和吸引。低位肠漏发生后行横结肠或末端回肠造口的粪便转流术也十分重要，它可以保证患者的正常饮食，并阻断漏口的渗出；改善全身状况，并促进肠漏的愈合，通常需要 3 ~6 个月后再将肠造口闭合复位。同时要注意患者尽可能保持半坐位，使炎症局限于盆腔，减少全身反应。对有腹膜炎或腹腔内大量积液者，可通过剖腹探查或腹腔镜探查来吸尽感染的液体或通过介入放置引流物等，并同时行肠造口。

在支持治疗中要合理应用抗生素，应先联合应用第二、三代头孢菌素和甲硝唑；在有条件的情况下，通过引流液或血液培养，明确致病细菌，并选用敏感抗生素。充分供给营养对于保证消化道免受干扰和促进漏的愈合具有重要意义，长期的营养支持要注意并发症的发生和肠黏膜萎缩等情况的出现。

（五）预防

术后肠漏的预防要从术前准备、术中操作和术后处理各个环节加以注意。术前尽可能纠正贫血、低蛋白血症及电解质紊乱，补充足量维生素，控制糖尿病及其他心、肺、肝、肾慢性病症，结、直肠手术前必须作好肠道准备。术中要注意尽量做到无菌操作，保护腹腔免受感染；注意修整肠壁缝合处，勿使黏膜外翻和缝合处出血；避免缝合过紧、过密或过松，影响局部血供或增加张力。术后怀疑缝合不确切，不要太早进食，如有腹胀、肠管积气需及时处理，禁食期间注意营养支持。

三、术中和术后出血

TEM 是肠道内的局部操作，很少涉及肠道的主要供血血管或骶前血管，故即使术中出血，一般出血量也不大。但仍需谨慎操作，及时处理术中和术后出血，避免影响手术效果和患者的康复。这里我们把术中出血也列在并发症中讲述是由于考虑到 TEM 是直肠腔内的镜下操作，少量的出血就可以导致视野不清而影响手术的进行，大量出血或处理不当，则可能造成中转术式的结果，这种情况在国外的资料中已有报道。

（一）原因

（1）术中切开肠壁时，肠壁内的小动、静脉破裂。

（2）术中止血不完善，创面渗血未完全控制。

（3）术后电凝的出血血管焦痂脱落。

（4）由于长时间的扩肛导致术后内痔出血。

（5）低位直肠癌全层切除时，切除层面过深，发生阴道壁或前列腺出血。

（二）临床表现和诊断

术中出血表现为明显的喷血或渗血；术后如出现肛门口的敷料被血液浸湿或出现血便，就应考虑有创面的出血。如短时间内大量出血或出血量 >400ml 时，可能会有血压下降、心率增快、面色苍白等全身反应。

（三）治疗

术中出血在处理时一定要快速、准确，切忌慌乱。由于局部空间小，少量出血就可能造成视野不清，这时要迅速吸尽腔内血液，找到出血点进行电凝，必要时可以钳夹后进行缝合，在有条件的单位也可以用超声刀或 LigaSure 钳夹止血。我们在手术时喜欢在直肠腔内放置一块小的纱布，无出血时可以擦拭肠液，出血时，即刻用左手钳夹持纱布压迫出血点，减少术野的模糊不清，过后逐渐放开显露出血点，右手立刻用超声刀钳夹止血（图 11-4 ~ 图 11-6）。由于 TEM 手术中不会遇到大的血管，经以上处理后均可确切止血。

术后较少量的出血，患者如无凝血机制障碍，可自行停止或形成血肿。在低位直肠，由于操作部位位置低，也可以局部采用止血纱布压迫止血或注射凝血酶，或行肛门镜下缝合止血。也有作者对从肛门不可及的出血点试用过球囊压迫止血获得成功。对于明显的出血不能自行停止者，可以再次行 TEM 手术，吸尽积血重新电凝、钳夹或缝合止血。对于大量出血需要改行肠切除者，目前尚未见报道。对于扩肛造成的内痔出血按照内痔的处理原

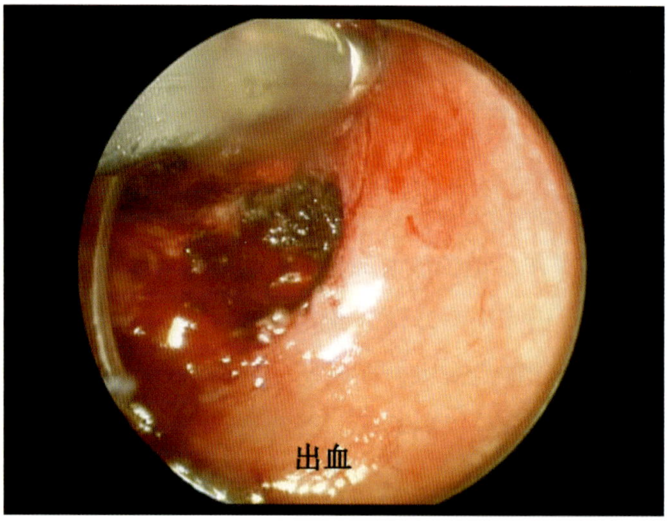

图 11-4　直肠壁小动脉出血

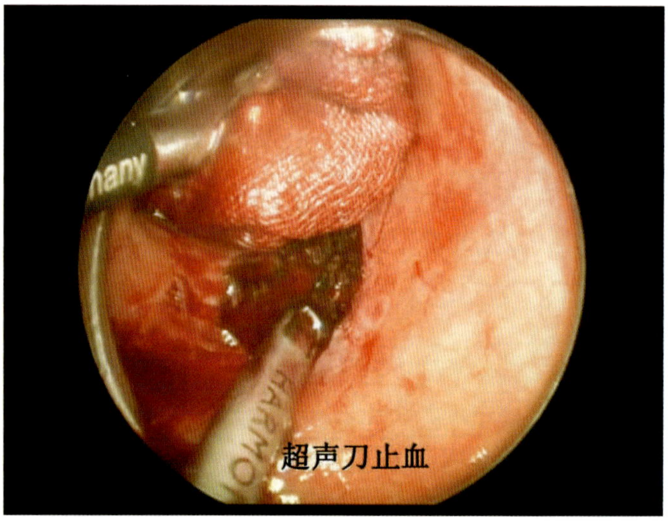

图 11-5　出血动脉用超声刀钳夹止血

则进行，不再赘述。

（四）预防

术中出血的预防主要在于手术中忌粗暴操作，每一个操作步骤到位，认清解剖层次。手术完成后对于创面的止血要彻底，不要残留隐患。由于超声刀比针形电刀具有更好的止血功能，因此如有条件时，术中应尽量使用超声刀做组织的切割。

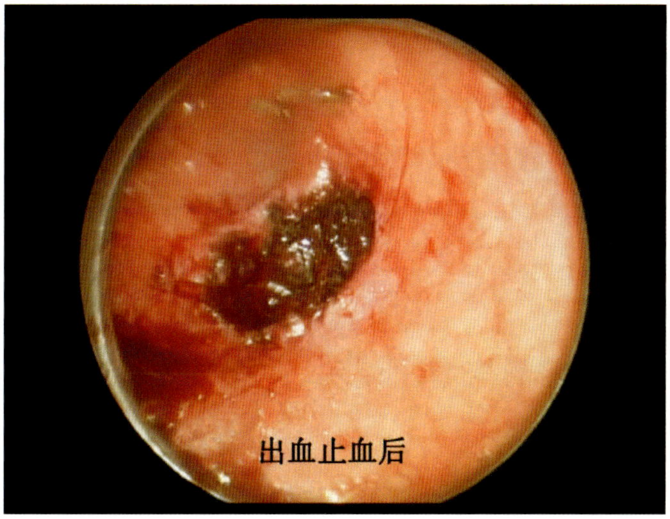

图 11-6　止血后直肠创面

四、大便次数增多或失禁

TEM 作为一种经肛门的直肠病灶局部切除手术，本身并不会改善或加重排便的控制不良。有报道指出，TEM 行直肠肿瘤切除后，由于肿瘤消失，粪便失控严重指数（FISI）下降，排便控制会有所改善。但在手术后短期内，由于 4cm 直径的肛镜对肛门长时间的扩张，可能会导致肛门静息压的下降，故会出现短期的排便控制不良。经过一周左右的时间，其括约功能均能得以恢复。

（一）原因

（1）术中肛门括约肌损伤、切断或耻骨直肠肌受损。

（2）扩肛过猛、时间过长，肛门括约肌过度拉伸，同时合并有直肠黏膜外翻。

（二）诊断和治疗

手术后短期内出现大便次数增加，对粪便排出控制不佳，肛门口时有粪便残渣和黏液，即可诊断。但一般程度都较轻，完全失禁者少见，损害程度与肿瘤切除的范围和深度有关（影响直肠壁的顺应性等），以及与括约肌受损、肛门静息力下降（resting anal pressure）等有关。

（三）治疗

TEM 术后的大便次数增多均为暂时性的，很少有超过 1 个月的报道，国外文献也有类似研究结果。因此，大便次数增多一般无需特殊处理；次数过多者可对症治疗，可给适量给予止泻剂和中药制剂。在短期内建议患者摄取易消化、少渣、少纤维素饮食。同时嘱其术后尽早开始作缩肛（肛门括约肌收缩）锻炼，以增强括约肌的功能。

五、直肠周围脏器损伤

直肠周围脏器的损伤在对直肠恶性肿瘤行全层切除时偶可见到。由于直肠后壁无重要脏器，被覆直肠系膜，因此损伤都发生在直肠前壁肿瘤切除时，可能导致男性的前列腺、尿道或女性的阴道损伤。前列腺损伤多导致出血，具体处理见出血处理章节；在此主要叙述男性尿道损伤和女性阴道损伤而导致的直肠阴道瘘。

（一）尿道损伤

尿道损伤偶尔见于男性患者，在直肠下段前壁的肿瘤行全层切除时，由于显露界限不清或操作简单粗暴，损伤尿道膜部和前列腺部，此时可见尿道内导尿管外露，若损伤不大时，可用3-0可吸收线间断缝合修补，术后导尿管应留置两周以上，假如过早拔除尿管或在尿道伤口愈合前拔除尿管，则可能发生直肠尿道瘘，若修补不可靠也可同时行耻骨上膀胱造瘘引流。部分患者如发生远期尿道狭窄者，宜行尿道扩张治疗。术中未发现损伤而术后出现尿瘘时，若导尿管在膀胱内，应延长导尿管留置时间2～3周，再定期作尿道扩张；若为尿道横断伤而导尿管脱落，应行耻骨上膀胱切开会师手术并放置导尿管支撑。

（二）直肠阴道瘘

直肠阴道瘘可发生在直肠阴道隔膜的任何部位。多由于在女性患者直肠前壁的肿瘤行全层切除时误伤阴道所致；部分由于创面的亚临床漏、周围感染、局限性脓肿未能及时处理，以致脓肿最终破入阴道出现直肠阴道瘘。其诊断并不困难，如手术中或手术后看到或触及瘘口；术后出现阴道有粪便排出等，经肛门注射入亚甲蓝的试验能确定有否直肠阴道瘘的存在。必要时结合腔内超声和MRI来进一步明确诊断。处理前要了解瘘口的位置、确定有无盆腔脓肿，并评估括约肌的功能，针对患者的具体情况行个体化处理。多数学者认为，大多数漏口较小的单纯性直肠阴道瘘的患者，可以通过积极的保守治疗或配合转流性造口而可自行愈合。而高位和复杂的直肠阴道瘘，一般均要实施肠造口以转流粪便，而瘘口修补手术的时机要慎重选择。高位瘘通常位于阴道近穹隆处和宫颈处，常需经腹修补；中、低位瘘可经会阴、阴道或肛门进行手术修补。注意修补后要控制排便，并避免术后短期内性生活。预防的关键在于术中认清解剖层次，避免电刀的过度切割，有意识的预防该并发症的发生。

六、直肠狭窄

直肠肿物切除后，由于要行黏膜层或全层的修补缝合，缝合处可能会出现局部的狭窄，这种狭窄均为良性狭窄；部分肿瘤残存或复发所造成的恶性狭窄，这里不做讨论。

（一）原因

（1）直肠壁切除过多。

（2）缝合技术粗糙，使肠壁重叠或不规则。

（3）创面缝合后局部瘢痕增生，尤其是局部发生漏或感染后。

（4）术后进食晚，缺乏正常粪便的自然扩张作用。

（二）临床表现和诊断

患者腹胀、便秘、大便变细、排便困难。触诊：直肠局部变窄，手指不易通过。钡灌肠检查或肠镜检查可以明确看到狭窄部位和形态。

（三）治疗

可以触及的部位用手指扩张，开始每日 1 次，逐渐变为隔日 1 次、每周 2 次，至每周 1 次。必要时使用 Foley 导尿管或球囊扩张器进行扩张。位置过高时，可通过介入置管球囊扩张，一般不用金属扩张器，以免损伤肠管。

（四）预防

首先针对原因进行预防：

（1）肿物基底占据肠腔 1/3 以上者，不宜做局部的切除缝合。

（2）精细手术操作，以免局部的组织过多重叠。

（3）尽量遵循横向行进的缝合方式。

（4）术后尽早恢复正常饮食。

另外，术后要常规肛诊，了解局部有无狭窄，术后 1 个月行肠镜复查，如有缩窄感觉，及早予以扩张。

七、肛门疼痛

肛门周围的疼痛主要是手术时扩肛和肛门放入直径 4cm 的 TEM 专用直肠镜导致肛门括约肌损伤所导致的疼痛，一般程度不重，持续时间不长，运用止痛药物对症治疗后短期即可消除。但要注意的是，应区分是否为直肠局部瘘或感染所造成的疼痛，若是则除疼痛外还伴有感染造成的局部和全身症状。要针对具体病因进行治疗。因此，当患者主诉肛门严重疼痛时，应及时了解肛门和手术创面的情况，通过详细检查以排除因感染等因素造成的肛门及肛周疼痛。此外，排便不畅也是不可忽视的造成肛门疼痛的因素，要注意预防和处理。

八、“气腹”相关并发症

TEM 手术由于要在直肠内注入 CO_2，并保持一定的压力，因而就有能产生皮下气肿、阴囊气肿、纵隔气肿及气体栓塞等可能。但由于注气方式和腹腔镜不同，产生此类并发症的概率也就小于腹腔镜手术。

（一）皮下气肿和阴囊气肿

其产生的主要原因是直肠肿瘤切除过程中气体通过破裂的肠壁进入腹膜外间隙。临床表现为病人的胸、腹、面、颈、肢体和阴囊肿胀，有捻发感。严重时出现心跳加快、血压升高和换气困难。术中出现此并发症，大部分不影响手术进行，术后 CO_2 会缓慢吸收。但对于严重的皮下气肿，特别是合并心肺功能不全的病人，除给予过度换气外，应监测血 PO_2 和 PCO_2，必要时中转手术。

（二）纵隔气肿和气胸

这是一种少见但严重的并发症，有位意大利的作者曾报道 1 例 TEM 手术时合并纵隔气肿。其发生机制并不清楚，可能为肠壁全层切除后进入腹腔的气体经主动脉周围或食管裂孔进入纵隔，再破入胸腔；全麻气管插管或正压呼吸过度也可导致气胸。术中患者出现气道压力增加，或肺顺应性降低、通气困难和血氧饱和度下降。体检发现患侧呼吸音缺乏，叩鼓音。遇以上情况要怀疑气胸的发生，必要时可行 X 线证实。如果肺压缩少，患者的血流动力学无明显改变，手术时间也不长的情况下可继续手术。解除“气腹”后，CO_2 可以被吸收。如果肺压缩明显或张力性气胸，应立刻中止手术，行胸腔闭式引流。

（三）气体栓塞

在腹腔镜手术中，有国外作者报道 10 000 例手术中有 3 例致命性栓塞，栓塞可以在肺动脉、脑动脉或冠状动脉。目前在 TEM 手术中尚未见报道。此并发症的发生主要是大量气体快速进入静脉，严重者可导致休克、死亡，TEM 手术由于是腔内充气，且局部无较大静脉，故发生的概率并不大。但如果术中病人心率加快、血压降低、周围性青紫、第二心音加重伴隆隆音，要怀疑气体栓塞。立即解除“气腹”，给患者吸氧，左侧卧位，通过插管抽出中心静脉和右心房的气体。心跳停止者立刻心肺复苏。

（四）其他

在腹腔镜手术中，CO_2 气腹由于改变腹压对人体呼吸系统可产生一定的不良反应；并可导致机体静脉血液回流阻滞，增加腹腔镜术后深静脉血栓的发生率。在 TEM 手术中是否有类似的作用，目前还缺乏报道。

九、能量器械相关的并发症

TEM 手术中的止血及切割通常需要应用有能量的器械，如电手术器械、超声刀等。这类并发症主要是热损伤或电灼伤，常见电灼伤的脏器是肠管。电灼伤在手术中不易诊断，患者均在术后延迟出现临床表现，但出现症状和体征的时间不确定，肠管电凝损伤导致肠穿孔的发现时间，早的在 5 天左右，迟者术后数周方被确诊。因此，一旦发生电能源损伤，容易延误诊断。

电能损伤的原因是高频电本身的潜在危险和医师使用不当，主要有 4 种情况：

（1）手术器械绝缘层损坏导致电流短路。

（2）电凝时，电极接触到其他金属器械引起短路。

（3）电凝的靶器官组织脱水干燥，局部阻抗增大，电凝时电流流向邻近的低阻抗组织而引起非靶器官损伤。

（4）忽视电容耦合作用，使用过大的电功率进行手术。

第三节 一般并发症

一、尿潴留

尿潴留是低位直肠手术常见的并发症。从理论上讲，TEM 仅从肠道内行肿瘤局部切除，对盆腔神经和膀胱的影响都较少，尿潴留应该并不多见，但临床上这种并发症的报道却并不少见。

（一）原因

（1）年老体弱或伴有前列腺增生。

（2）肛门疼痛或不习惯床上排尿，也可发生暂时性排尿困难。

（3）肛管内若留有填充物或压迫止血纱布等，可致膀胱逼尿肌痉挛。

（4）镇静药用量过大或使用抗胆碱能药物，影响尿意和排尿功能。

（二）临床表现

拔除尿管后不能自行排尿，由于尿潴留膀胱极度充盈时，感到腹胀，伴充盈性尿失禁。此时膀胱传导排尿冲动的感觉神经纤维麻痹，多数患者并无逼尿感觉。高度充盈的膀胱，甚至底部可平脐上，尿化验检查多数为感染相。

（三）诊断

根据无排尿或排尿不尽的临床表现，排尿时患者需用力屏气或用手加压帮助排尿，结合患者下腹部坠胀感，耻骨上叩诊为浊音，按压下腹部有排尿感基本可以确诊。必要时可行超声检查或导尿试验证实。

（四）治疗

一旦出现尿潴留，应测定残余尿量，如果超过 50ml，应留置导尿管，留置尿管期间要注意尿道外口的护理，定时更换尿管，并进行膀胱功能恢复的训练。具体做法为日间间断性夹闭尿管 2～3h 后排尿或等待患者有尿意时排尿，反复练习至患者尿意明显，夜间开放导尿管，多数患者术后两周内可自行恢复排尿。有前列腺增生的患者要予以相应药物治疗。对于顽固性排尿困难的患者可行耻骨上穿刺置管，持续引流，并注意控制可能存在的感染情况。

（五）预防

术前对年老体弱以及伴有前列腺肥大的患者，应锻炼和养成在床上排尿的习惯，适时同泌尿科医师进行商量对前列腺肥大进行治疗，对此等患者术后尽量不在肛门直肠内留置止血纱布等，如必须，应尽早取出。术后拔除尿管前应用选择性 α1 肾上腺素受体阻滞剂，如特拉唑嗪（高特灵）等；也可预行膀胱功能恢复的训练，了解膀胱排尿功能。

二、尿路感染

由于大多数患者在术前需预置尿管，故 TEM 术后患者同样面临着尿路感染的可能。此种尿路感染大多为上行性，细菌经尿道侵入膀胱，再逆行感染引起肾盂肾炎。严重者可发生革兰阴性杆菌败血症，或变为慢性感染反复急性发作。

（一）原因

（1）患者年老体弱，或有糖尿病、肝肾功能障碍及其他免疫功能降低的疾病；或术前即存在尿路感染，未能很好控制。

（2）菌血症引起的血源性感染。

（3）上行性感染最为常见，尿潴留是发生尿路感染的基本原因。导尿时消毒不严格，将细菌带入膀胱。在膀胱内压增加、有残余尿、膀胱既往有炎症时，能减弱膀胱正常的防御机制，使细菌繁殖，发生感染。反复多次导尿或留置尿管更增加尿路感染发生的概率。单次导尿后尿路发生感染的机会是 1%～2%，留置尿管者可达 50%～90%。

（二）临床表现和诊断

术后尿路感染，细菌多经尿道进入膀胱，引起膀胱炎。表现为尿频、尿急、尿痛等膀胱刺激症状，有时可有脓尿、终末血尿和排尿困难。患者大多无全身症状，偶伴发热。如发生肾盂肾炎，除膀胱刺激症状外，可伴发热、寒战、肾区疼痛、肌肉紧张、压痛和肾区叩击痛。尿液镜检有红细胞和多量脓细胞，尿沉渣涂片可找到细菌，中段尿培养有细菌生长。

留置导尿的男性，可发生尿道炎，表现为尿道肿胀，有黏液或脓性分泌物流出。如发生尿道周围炎或脓肿时，可触及硬结。炎症未及时控制，可扩散引起尿道附属器及附睾、睾丸的感染。

根据临床表现、尿液分析和细菌学检查，诊断并不困难。

（三）治疗

（1）术前积极处理糖尿病及其他慢性疾病，增强患者的免疫功能。术后只要病情允许应及早拔除尿管。对有尿路感染的患者应在感染控制后再手术。预防和及时处理尿潴留是防止尿路感染的重要措施。导尿要严格无菌操作，保持会阴和尿道口的清洁，定时清洗。

（2）尿路感染一旦发生应予以有效的抗菌疗法。尿路感染的致病菌近 3/4 为革兰阴性菌，其中又以大肠杆菌最多见；1/4 为革兰阳性球菌，又以葡萄球菌居多。因此在抗生素的使用上首选喹诺酮类和氨基糖苷类抗生素。或根据尿沉渣涂片细菌的种类选用抗生素，以后再根据细菌培养和药敏结果选用有效抗菌药物。同时使用解痉药物缓解膀胱颈痉挛；供给充足液体，维持尿量每天 1 500ml 以上，加强尿液的冲洗作用。

三、肺不张和肺部感染

虽然 TEM 为直肠内的微创手术，但术后呼吸道的并发症仍时常可见，尤其是对于老年人，由于肺储备功能下降，发生肺部并发症的概率更高。

（一）原因

（1）术前吸烟、急慢性呼吸道感染、老年人和肥胖患者容易发生术后肺不张和肺部感染。长期吸烟能损害支气管黏膜纤毛的活动和防御功能，引起支气管平滑肌痉挛，刺激黏液分泌。慢性支气管炎时，由于呼吸道防御功能下降，易合并急、慢性呼吸道感染，并导致气道阻塞，呼吸阻力增加，使肺泡通气量减少。术前急、慢性呼吸道感染，痰量增多，术后肺活量降低。老年人和肥胖患者，由于组织退行性变和呼吸活动受限，呼吸道的防御功能减低，也增加了并发症的发生率。

（2）气管内麻醉的刺激使呼吸道分泌物增多；术中肌松剂过多，术后镇静剂和镇痛药的使用，抑制患者呼吸和咳嗽反射，均能导致气管内分泌物不能咳出，堵塞支气管，造成肺不张，在此基础上容易引起肺的继发感染。

（二）临床表现和诊断

老年体弱者，尤其是长期吸烟的患者，术后出现早期发热、呼吸和心率增快等。颈部气管可能偏向患侧，叩诊肺底可发现浊音或实音区；听诊有局限性湿啰音，呼吸音减弱或消失。血气分析中氧分压下降和二氧化碳分压上升，胸部 X 线出现典型肺不张征象。继发感染时，体温明显升高，白细胞和中性粒细胞计数升高。

（三）治疗

肺不张最主要的治疗是清除支气管内的分泌物，促使肺泡重新膨胀，恢复正常的气体交换。因此，要鼓励和帮助患者咳嗽排痰，用手掌拍打患者的胸背部，然后双手按住患者的季肋部，嘱患者深吸气后用力咳嗽，从而排除分泌物，解除支气管梗阻，使肺膨胀。还可以配合蒸气吸入、超声雾化或口服氯化铵、盐酸氨溴索（沐舒坦），使痰液变稀易于咳出。痰量过多，可用支气管镜吸痰，必要时气管切开。同时及时选用高效敏感的抗生素，控制感染。

（四）预防

（1）术前锻炼深呼吸；肺功能差的患者，术前进行吹气锻炼。

（2）术前两周应戒烟，减少肺泡和支气管内的分泌物。

（3）手术后避免限制呼吸的固定和绑扎。

（4）利用体位和药物协助排痰。

（5）防止术后呕吐物或口腔分泌物的误吸。

四、下肢深静脉血栓

下肢深静脉血栓形成的并发症的发生率在外科逐渐上升，尤其是在盆腔手术后。在TEM术后目前报道不多。但由于TEM手术时，患者通常在全身麻醉下采用一个特殊体位：截石位、侧卧位或折刀俯卧位，如手术时间过长必然对下肢血流造成影响而促进血栓的形成。

（一）原因

（1）静脉血流缓慢：研究证实，手术中和术后下肢静脉的血流非常缓慢，甚至处于淤滞状态。术中患者制动，麻醉所造成的肌肉松弛和血管舒张，以及术后病人的长期卧床都可影响下肢血流。

（2）静脉壁损伤：包括机械性、化学性和感染性损伤，是血栓形成的最直接原因。

（3）血液高凝状态：正常人凝血系统与抗凝和纤溶系统处于动态平衡，手术后纤维蛋白原增加和抗凝血酶Ⅲ减少；术后脱水导致血液浓缩；癌症患者的肿瘤细胞可激活凝血因子均可导致血液高凝。

（二）临床表现

下肢深静脉血栓多起源于小腿的腓肠肌静脉丛。由于此处血栓范围小，一般不影响主干静脉回流，临床表现并不明显，有时可表现为小腿疼痛和轻度肿胀，腓肠肌压痛，Homans征阳性反应。髂股静脉血栓的形成，由于阻塞了下肢静脉回流的主干道，临床表现典型。早期表现为肢体麻木、沉重和坠胀感，肢体肿胀明显。查体可发现肢体凹陷性水肿，表浅静脉显露，皮肤颜色潮红或青紫，皮温正常或稍高，股三角区压痛，有时可触及条索状、质地柔软，且有压痛的肿物。继发于小腿的腓肠肌静脉丛的血栓，仍然可以有腓肠肌压痛，Homans征阳性反应。如果血栓累及整个下肢的深、浅和交通静脉系统，同时伴有动脉系统的痉挛，临床上叫股青肿，最为严重。

（三）诊断

当患者出现典型的临床表现，特别是血栓累及整个下肢时，根据病史、症状和体征就可诊断。早期或不典型的血栓要依靠辅助检查，包括最为常用的超声多普勒检查和容积描记法、放射性核素检查等无创检查和下肢静脉造影等有创检查。

（四）治疗

对于已经发生的深静脉血栓，多采用休息加药物治疗的方法。患者绝对卧床休息，保持大便通畅，抬高患肢，并保持皮肤清洁干燥。药物的使用包括抗凝和溶栓治疗。以往多采用肝素钠的持续静脉滴入，近年来低分子肝素的皮下注射更为多见。溶栓多采用尿激酶、组织纤溶酶原激活剂（t-PA）等药物，具体用量上各家报道不一。同时可穿弹力袜，对治疗下肢的淋巴水肿有一定的效果。对于髂股静脉及以上的血栓，现多放置下腔静脉滤器来预防肺栓塞。

（五）预防

对下肢深静脉血栓的预防要重于治疗。术中可以给患者穿弹力袜或弹力绷带包扎下肢，术后立刻帮助病人活动下肢，使腓肠肌收缩，促进血液回流。患者麻醉恢复后主动做踝关节的屈伸运动，鼓励尽早下地活动。对于有血栓形成高危因素的患者，术后即日起开始每日给予低分子肝素 5000u 皮下注射，可预防血栓。

（赵 刚 黄美雄）

参 考 文 献

［1］Buess G，Teiss R，Gunther M，et al. Endoscopic operative procedure for the removal of rectal polyps. Coloproctology，1984，1（6）：254 - 259.

［2］Winde G，Nottberg H，Keller R，et al. Surgical cure for early rectal carcinomas（T1）：transanal endoscopic microsurgery vs anterior resection. Dis Colon Rectum，1996，39（9）：969 - 976.

［3］Demartines N，von Flue MO，Harden FH. Transanal endoscopic microsurgical excision of rectal tumors：indications and results. World J Surg，2001，25（7）：870 - 875.

［4］Azimuddin K，Riether RD，Stasik JJ，et al. Transanal endoscopic microsurgery for excision of rectal lesion：technique and initial results. Surg laparosc Endosc Percutan Tech，2000，10（6）：372 - 378.

［5］Lin GL，Meng WCS，Lau PYY，et al. Local Resection for Early Rectal Tumours：Comparative Study of Transanal Endoscopic Microsurgery（TEM）versus Posterior Trans-sphincteric Approach（Mason's Operation）. Asian journal of surg，2006，29（4）：227 - 232.

［6］Ganai S，Kanumuri P，Rao RS，et al. Local Recurrence After Transanal Endoscopic Microsurgery for Rectal Polyps and Early Cancers. Annals of Surgical Oncology，2006（4）547 - 556.

［7］Doornebosch PG，Gosselink MP，Neijenhuis PA，et al. Impact of transanal endoscopic microsurgery on functional outcome and quality of life. Int J Colorectal Dis，2008，23：709 - 713.

［8］Papagrigoriadis S. Transanal endoscopic micro-surgery（TEMS）for the management of large or sessile rectal adenomas：a review of the technique and indications. International Seminars in Surgical Oncology，2006，3（13）：1 - 4.

［9］汪建平，詹文华. 胃肠外科手术学. 北京：人民卫生出版社，2005.

［10］杨金镛，崔自介. 普通外科诊疗术后并发症及处理. 北京：人民卫生出版社，1998.

［11］钱洪军，陈范昶. LC 手术中的电损伤. 江西医药，2004，39（1）：54 - 56.

［12］Krels ME，Jehle EC，Haug V，et al. Functional results after transanal endoscopic microsurgery. Dis Colon Rectum，1996，39（10）：1116 - 1121.

［13］Mentges B，Buess G，Schafer D，et al. Local therapy of rectal tumors. Dis Colon Rectum，1996，39（8）：886 - 892.

[14] Lev-Chelouche D, Margel D, Goldman G, et al. Transanal endoscopic microsurgery: experience with 75 rectal neoplasms. Dis Colon Rectum, 2000, 43:662-668.

[15] Demartines N, von Flüe MO, Harder FH. Transanal endoscopic micro-surgical excision of rectal tumors: indications and results. World J Surg, 2001, 25:870-875.

[16] Herman RM, Richter P, Walega P, et al. Anorectal sphincter function and rectal barostat study in patients following transanal endoscopic microsurgery. Inter J Colorec Dis, 2001, 16:370-376.

[17] 刘宝华. 经肛门内窥镜微创手术在直肠肿瘤切除术中的应用. 消化外科, 2006, 5(5):373-376.

[18] Gavagan JA, Whiteford MH, Swanstrom LL. Full-2-thickness intraperitoneal excision by transanal endoscopic microsurgery does not increase short-term complications. Am J Surg, 2004, 187(5):630-634.

[19] 林国乐, 蒙家兴, 邱辉忠. 经肛门内镜显微手术. 中华胃肠外科杂志, 2006, 9(4):366-369.

[20] Kreis ME, Jehle EC, Haug V, et al. Functional results after transanal endoscopic microsurgery. Dis Colon Rectum, 1996, 39(10):1116-1121.

[21] Tohru N, Terumitsu S, Takashi T, et al. Local Rectal Tumor Resection Results: Gasless, Video-endoscopic Transanal Excision versus the Conventional Posterior Approach. World J Surg, 2003, 27:197-202.

[22] 刘荫华. 低位直肠癌吻合口漏和直肠阴道瘘的预防与处理. 中国实用外科杂志, 2007, 27(6):448-450.

[23] Cataldo PA, O'Brien S, Osler T. Transanal endoscopic microsurgery: a prospective evaluation of functional results. Dis Colon Rectum, 2005, 48:1366-1371.

[24] 王陆林. 普通外科手术意外和并发症. 郑州: 郑州大学出版社, 2002.

[25] 邵初晓, 蒙家兴, 叶维晋. 经肛门内镜显微手术切除直肠肿瘤的近况. 中国微创外科杂志, 2004, 4(2):176-178.

[26] Bach SP, Hill J, Monson JRT, et al. A predictive model for local recurrence after transanal endoscopic microsurgery for rectal cancer. British Journal of Surgery, 2009, 96:280-290.

[27] Bretagnol F, Merrie1 A, George1 B, et al. Local excision of rectal tumours by transanal endoscopic microsurgery. British Journal of Surgery, 2007, 94:627-633.

[28] Aracil XS, Vallverdu'H, Junca JB, et al. Long-term Follow-up of Local Rectal Cancer Surgery by Transanal Endoscopic Microsurgery. World J Surg, 2008, 32:1162-1167.

[29] Lezoche E, Guerrieri M, Paganini1 AM, et al. Long-term results in patients with T2-3 N0 distal rectal cancer undergoing radiotherapy before transanal endoscopic microsurgery. British Journal of Surgery, 2005, 92:1546-1552.

[30] Zacharakis E, Freilich S, Rekhraj S, et al. Transanal endoscopic microsurgery for rectal tumors: the St. Mary's experience. The American Journal of Surgery, 2007, 194:694-698.

[31] Darwood RJ, Wheeler JMD, Borley NR. Transanal endoscopic microsurgery is a safe and reliable technique even for complex rectal lesions. British Journal of Surgery, 2008, 95:915-918.

第十二章 TEM与传统手术方法的比较

虽然TEM手术在其问世之初，也是应用于低位的直肠手术，出于保留括约肌的目的，可能由于器械的特殊，限制了它的推广。只是在20世纪90年代前后，由于腹腔镜技术在腹部外科的快速发展，无论在技术还是器械方面都得到了很大的进展。这也使得TEM手术越来越多地为结直肠外科医生所认识和接受，并且得到了很大范围的推广。基于该手术简单的理论基础，在掌握腹腔镜技术之后，许多外科医生将TEM手术作为传统经肛门直肠手术的补充，甚至作为一种替代。在这个过程中，TEM手术确实展现了其独具的特点，比如操作距离远是其最大优势。对于远离肛缘的直肠病变，经传统的肛门入路，视野显露欠佳，手术操作不便，甚至还可能切除不完整；如果采用经腹入路，又显创伤过大、过度治疗之虞。

在外科医生实施了这两种手术方式之后，即可体会出它们的优劣性。传统的经肛门入路手术具有操作方便、无需特殊器械或设备，在基层医院即可完成；对医生而言，也无需接受特殊的技能培训；其缺点是手术操作范围小，最好不超过齿线上方3~4cm。由于借助肠道充气、摄像头的作用，通过腹腔镜器械，TEM手术可以将手术范围扩大至肛缘上方15~20cm的距离，包含了整段直肠，甚至部分乙状结肠；而且可以通过显示屏幕进行吸引、切割、缝合等手术操作，手术视野开阔，这也是TEM手术对传统手术的拓展和优势之处。TEM手术的缺点，在于手术需要借助相应的设备，即使与现在腹腔镜外科手术中常规使用的冷光源、光纤、气腹机、监视系统可以兼容，但是TEM手术系统仍然需要配置独特的设备，比如固定架、扩肛器、操作器械等；而且外科医生应该经过适当的专业培训，并且有一定的学习曲线。这些缺点也制约了TEM手术的广泛推广与发展。

在直观地了解了这两种手术方式的优缺点之后，我们再来看看它们在客观证据上是否存在差别。可能一开始人们就将TEM手术作为经肛门入路手术的补充或替代，TEM手术在直肠腺瘤、早期直肠癌等直肠疾病中的应用，本书的其他章节均有相关介绍。目前，很少有人刻意对这两种手术方式在手术操作和治疗效果等方面进行比较，文献中也很少有类似的报道。比如在早期直肠癌的治疗中，多数文献将传统经肛门手术和TEM手术同列为局部切除手术，与开腹的根治性手术进行比较。因此，在这些文献的结果中，我们很难判断TEM手术和传统经肛门手术的治疗效果。

Moore等在2008年发表的一篇文章，从治疗角度比较了TEM手术与传统经肛门手术之间的疗效差别。在他们的研究中，回顾性分析了 15 年间的 171 例直肠肿瘤患者，其中 89 例接受传统的经肛门手术，82 例患者接受 TEM 手术。这组病例分析中，两种手术方式组的患者在性别、年龄，病变类型、分期和大小等方面没有区别。比较结果发现，两组病例在手术并发症方面没有差别；但是 TEM 手术在获得阴性切缘（90% *vs.* 71%）、达到更完整切除（94% *vs.* 65%）等方面表现出了明显的优势；TEM 手术的术后复发率为 5%，而传统手术的复发率为 27%，这也说明 TEM 在手术疗效方面显示出更佳的治疗效果。

在 TEM 手术得以推广的同时，我们也注意到内镜切除技术（endoscopic mucosal resection，EMR）的发展。由于 EMR 技术无需特殊的设备和麻醉，患者无需住院治疗，对于良性结直肠疾病而言也具有较大的优势。由于目前对 TEM 手术的报道多为单中心的小样本研究，且以回顾性研究居多，根据 Middleton 的一项系统性回顾，TEM 与传统局部切除手术相比较的优势主要体现在治疗直肠腺瘤方面，TEM 术后的复发率明显降低；但是在治疗早期直肠癌方面，目前还无法得出类似的结论。在荷兰正在进行一项多中心的前瞻性研究，患者入选标准为距离肛门 1 ~ 15cm，大小在 3cm 以上的直肠腺瘤患者，以此为标准共有 15 家医疗单位的 184 例患者加入，这些患者随机接受 TEM 手术或 EMR 切除术，研究的主要目的是观察患者 3 个月后的复发情况。尽管如此，TEM 手术仍具有相当的优势，它可以进行全层切除，对于较大的扁平状腺瘤，TEM 可以一次性完整切除；同时在准确评估肿瘤分期方面，也是 EMR 技术所无法比拟的。因此，对于较复杂的直肠肿瘤，如果无法准确了解肿瘤的性质或进行治疗前的准确评估，还是应该选择 TEM 手术较为适宜。

除经肛门入路手术之外，低位直肠肿瘤的局部切除方式还包括 Kraske 手术和 Mason 手术等，这两种手术均采用经骶尾部入路，可以咬除尾骨以扩大手术视野。Kraske 手术可保留肛门括约肌的完整性，但术野相对较小，操作不便；Mason 手术在切开肛门括约肌之后，于直肠后壁纵向全层切开直肠肠壁，术野显露较好。但这两种手术方式的适用范围在于肿瘤距肛缘 10cm 以内，而且就手术并发症而言，两种术式均有可能因伤口愈合不良而出现高位的直肠皮肤瘘，尤其对于 Mason 手术，在理论上可能因伤口感染而出现不同程度的肛门括约肌功能不全。总之，经骶尾部入路的直肠手术相对经肛门入路手术而言，具有术野显露清晰、操作方便，可以更加完整切除肿瘤等优点；但是，创伤大、并发症多仍是其显而易见的缺点。

结合我们自己的经验，这几种直肠局部切除手术各有其优缺点，并且有各自的适用范围，虽然我们不主张将 TEM 完全替代传统的直肠局部切除手术，但是，对于特定的病例，我们认为 TEM 手术是经肛门入路传统手术的一项重要补充，外科医生可以根据自身的经验和单位的医疗条件来选择适当的手术方式。

（肖　毅）

参 考 文 献

[1] Buess G, Hutterer F, Theiss J, et al. [A system for a transanal endoscopic rectum operation]. Chirurg, 1984; 55:677-680.

[2] Moore JS, Cataldo PA, Osler T, et al. Transanal endoscopic microsurgery is more effective than traditional transanal excision for resection of rectal masses. Dis Colon Rectum, 2008, 51:1026-1030.

[3] Middleton PF, Sutherland LM, Maddern GJ. Transanal endoscopic microsurgery: a systematic review. Dis Colon Rectum, 2005, 48:270-284.

[4] van den Broek FJ, de Graaf EJ, Dijkgraaf MG, et al. Transanal endoscopic microsurgery versus endoscopic mucosal resection for large rectal adenomas (TREND-study). BMC Surg, 2009, 13 (9):4.

[5] 邱辉忠，林国乐，吴斌，等. 120例直肠疾病患者经肛门括约肌路径手术的临床疗效. 中华胃肠外科杂志，2006，9 (2) :1142-1146.

[6] 邱辉忠，林国乐，周皎琳，等. 经肛门内镜微创手术在治疗局限性直肠肿瘤中的应用. 中华外科杂志，2009，47 (13):981-983.

第十三章　目前的争议和展望

第一节　TEM 手术适应证掌握上的分歧

尽管 TEM 手术系统在直肠疾病局部治疗上比同类手术具有诸多的优点，但从本质上来说，它仍然是外科医生对直肠疾病进行局部治疗的一种技术或手段。因此，在掌握 TEM 手术适应证的时候仍应该遵循传统的有关直肠疾病局部切除术的基本原则，这对那些良性疾病而言，其手术适应证的掌握并无多大的争议，例如对直肠的各种良性腺瘤、炎性或增生性息肉、早期良性的直肠类癌和直肠间质瘤等。而且，随着 TEM 手术在世界范围内逐渐普及，以及技术上日趋熟练，有些先前认为在技术上难以做到的一些直肠或直肠周围的疾病也被纳入到 TEM 的手术适应证之内，例如直肠吻合口狭窄、直肠阴道膈肿物、直肠后囊肿、高位肛瘘、直肠脱垂等。然而，近年来 TEM 在恶性直肠疾病上的手术适应证出现了一些变化，大多数学者仍将 TEM 手术适应证锁定在那些低危的早期直肠癌（low risk carcinomas）患者群，即那些肿瘤为高、中分化癌，无血管和淋巴管或神经浸润，无肠周和盆腔淋巴结肿大的 T_1 期（即 $T_1N_0M_0$）的直肠癌。并取得了包括术后 5 年生存率、肿瘤局部复发率等与传统根治术同样的疗效。对那些肿瘤分化不良的高危 T_1 期直肠癌（high risk carcinomas）和 T_2 期直肠癌，由于术前已有高比例的淋巴结转移率和术后肿瘤高局部复发率（它们分别为 22%～34%，12%～40% 和 30%～33%，25%～47%）而未被明确纳入 TEM 的手术适应证。然而，随着近年来肿瘤化疗领域中活性药物和分子靶向药物的不断开发，疗效在得到不断的提高和改善同时，肿瘤放疗技术如适形调强技术等的应用，使恶性肿瘤的放、化疗疗效有了长足的进步，故有些学者尝试对 T_2 和 T_3 期直肠癌在进行术前放、化疗（新辅助治疗）后对肿瘤行 TEM 下的局部切除术。如意大利学者 Lezoche 等对 100 例 T_2N_0 和 T_3N_0、肿瘤直径 <3cm 的远端直肠癌患者先行放射治疗，然后行 TEM 局部切除，术后平均随访55 个月，统计表明肿瘤局部复发率为5%，远处转移率为2%。总生存率为72%。2008 年，Lezoche 又报道，对 70 例 T_2N_0、$G_{1\sim2}$，肿瘤位于距肛缘 6cm，直径 <3cm 的直肠癌患者先行放、化疗，然后将他们随机分成 TEM 局部切除术组和腹腔镜下的根治术组，平均随访 84 个月后肿瘤局部复发率前者为 5.7%，后者为 2.8%，两组存活率均为 94%。结果表明在这种治疗策略下两种手术方式所得到的疗效是相同的。此外还有 Caricato 等也报

道过类似的研究和结果。

尽管目前 TEM 在治疗直肠恶性肿瘤方面存在有条件的扩大手术适应证的趋势，但这种开拓性的做法毕竟尚属少数研究，欲想取得循证医学的证据，恐还需更多的多中心研究来予以支持和证明。

第二节 TEM 的前景和展望

如上所述，由于 TEM 手术系统精良的设计和卓越的性能，为直肠肿瘤局部切除术提供了极佳的手术条件，从而为高质量地完成手术提供了可靠的保证。临床实践证明，自从采用 TEM 作为直肠肿瘤局部切除的主要治疗手段以来，无论在短期或长期疗效方面，以及减少手术并发症方面，比起同类手术均取的了长足的进步。在经过了二十多年的使用和发展后，外科医生们深切地体会到利用 TEM 的手术入路和手术操作系统还可治疗许多其他常见的直肠疾病，如直肠黏膜脱垂、直肠前突、直肠阴道瘘，以及直肠吻合口狭窄等，但目前仅以现有的 TEM 手术系统的功能还无法顺利完成上述一些复杂的手术操作。因为在采用 TEM 治疗上述几种疾病时，均需比较高的手术和技术条件，其中以需要行直肠全层袖状切除（full-thickness sleeve resections）的直肠黏膜脱垂及环周生长的绒毛状腺瘤等为最高，因为在手术中需要患者至少做 180°的转身（需要不停地调整镜身显露术野）才能完成切除和吻合，因此需要进一步改进 TEM 的显露功能和增加手术室的配套设备，以满足该手术的需要。此外 TEM 下的缝合操作仍是该手术操作中较难的一部分，也是新学者最难掌握的技术，虽说经过训练后可以熟练完成，但要完成直肠一周的缝合仍是比较繁琐的操作，如能设计一种自动缝合器做缝合，将肯定能提高操作的效率，并可降低手术难度。再有，在 TEM 过程中，电切时产生的烟雾和超声刀切割时产生的雾化，会使镜头模糊不清，需要不间断的冲洗，如此会浪费大量的时间，若在针形电刀的前端同时配有吸引装置，这样可以一边切、一边吸引产生的烟雾，以保持视野的清晰。总之，随着 TEM 在世界范围内的快速普及和发展，以及手术技术的不断熟练，手术适应证也将逐渐得以扩大，同时在临床工作中遇到的有关该设备的各种技术问题也会不断地得到解决，在此过程中，TEM 手术系统的功能也将得到不断地改进和完善。

近年来，单孔腹腔镜技术和经自然腔道内镜外科技术（NOTES）开始在临床逐渐应用，这两种外科技术的问世标志着微创外科手术朝着更微创的目标又迈进了一步，实际上 TEM 手术系统在某种意义上是 NOTES 和单孔腹腔镜的另种形式，尤其是它的手术操作系统几乎同 NOTES 和单孔腹腔镜非常相似。因此，假如能熟练操作 TEM 的手术技术，也可为将来发展 NOTES 和单孔腹腔镜技术打下良好的基础。

（邱辉忠 周皎琳）

参考文献

[1] Kato K, Saito T, Matsuda M, et al. Successful treatment of a rectal anastomotic stenosis by transanal endoscopic microsurgery using the contact Nd: YAG laser. Surg Endosc, 1997, 11:485-487.

[2] Cataldo PA. Transanal endoscopic microsurgery. Surg Clin N Am, 2006, 86:915-925.

[3] Graaf D, Doornedosch PG, Tollenaar RAEM, et al. Transanal endoscopic microsurgery versus mesorectal excision of T1 rectal adenocarcinomas with curative intention. Eur J Surg Oncol, 2009, 5:1-6.

[4] Palma P, Horisberger K, Rothenhoefer S, et al. Local excision of early rectal cancer: is transanal endoscopic microsurgery an alternative to radical surgery? Rve Esp Enferm Dig, 2009, 101:172-178.

[5] Serra-Aracil X, Vallerdu H, Bombardo-Junca J, et al. Long-term follow-up of local rectal cancer surgery by transanal endoscopic microsurgery. World J Surg, 2008, 32:1162-1167.

[6] Maslekar S, Beral DL, White TJ, et al. Transanal endoscopic microsurgery. Where are we now? Dig Surg, 2006, 23:12-22.

[7] Buess GF, Raestrup H. Transanal endoscopic microsurgery. Surg Oncol Clin N Am, 2001, 10:709-731.

[8] Lezoche G, Gruerrieri M, Paganini AM, et al. Longe-term results in patient with T2-3 N0 distal rectal cancer undergoing radiothreapy before transanal endoscopic microsurgery. Br J Surg, 2005, 92:1546-1552.

[9] Lezoche G, Baldarelli M, Mario A, et al. A prospective randomized study with a 5 year minimun follow-up evaluation of transanal endoscopic microsurgery versus laparoscopic total mesorectal excision after neoadjuvant therapy. Surg Endosc, 2008, 22:352-358.

[10] Caricato M, Borzomatic D, Ausania F, et al. Complementary use of local excision and transanal endoscopic microsurgery for rectal cancer after neoadjuvant chemoradiation. Surg Endosc, 2006, 20:1203-1207.

第十四章　具体病案分析

第一节　直肠腺瘤/息肉

一、引言

直肠黏膜的隆起性病变统称为息肉。息肉分肿瘤性和炎性，肿瘤性又可分为恶性及良性。临床上常见的直肠息肉性病变包括增生性息肉、错构瘤性息肉和腺瘤性息肉。直肠息肉因病理类型、大小、形态、数量及部位不同，治疗方法也不同。其中的腺瘤样息肉包括绒毛状腺瘤、腺管状腺瘤和混合性腺瘤三种情况，根据现在公认的腺瘤－癌变模式，随着时间的推移，腺瘤样息肉终将发生恶变。息肉可单发或多发，数目超过100个称为息肉病。对其临床、病理特征的认识，是合理选择术式，提高疗效的关键。

TEM是综合了内镜、腹腔镜和微创手术三种技术的新型检查、治疗方法，它的优点是经自然孔道、显露良好、切除精确，同时可以切除以往难以处理的“尴尬肠段”的直肠病变。它既避免了开腹手术给患者带来的创伤，又使经肛门切除直肠病变的能力大幅提高，与传统的开腹及局部切除术比较具有明显的优势。因此，TEM为满足手术适应证的直肠腺瘤/息肉患者提供了理想的术式选择。

二、病例

病例1

患者男性，63岁，主诉“发现大便潜血阳性1年伴里急后重5个月”。患者1年前因冠心病行手术治疗时出现大便潜血阳性，未特殊处理。5个月前无明显诱因出现里急后重感，大便有不尽感，门诊行结肠镜检查提示：距离肛缘10cm处有直径2～3cm的无蒂息肉，分叶状（图14-1）。活检病理示：直肠绒毛管状腺瘤。既往有糖尿病、高脂血症、冠心病等病史，并于1年前行冠状动脉旁路移植手术。入院完善各项检查，直肠超声结果提示距离肛门10cm处直肠前侧壁低回声，2.2cm×2.1cm大小，内部回声不均，表面光滑，肠壁各层次结构清晰，考虑为直肠腺瘤（uT_0期）。直肠MRI提示肿物为等T_1稍长T_2信号影，直肠周围及盆腔未见淋巴结影。经麻醉科及心内科会诊后认为开腹手术风险较大，决

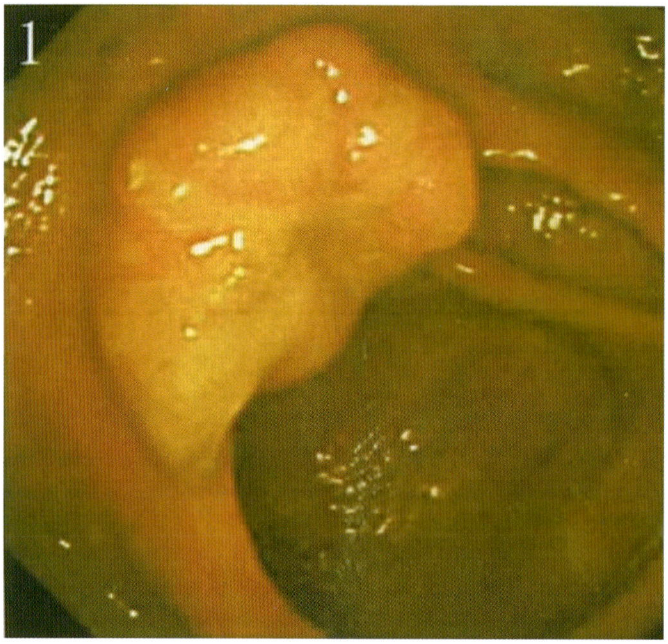

图 14-1　直肠无蒂腺瘤结肠镜下表现

定在全麻下行经肛门内镜直肠腺瘤切除术（TEM）。

操作细节：麻醉成功后，患者先取仰卧位，轴向翻身置于俯卧位架上，注意保护压迫部位，双腿分开。常规络合碘术区皮肤消毒，铺无菌巾。轻柔扩肛后，经肛门插入直肠镜（德国 Richard Wolf 公司产品），连接冷光源在直视下观察，见直肠腺瘤病灶位于直肠前壁，距肛缘约 14cm，直径约 3.5cm，隆起性分叶状病变。调整直肠镜的位置并妥善固定。决定行直肠腺瘤局部切除术。妥善连接并调试 TEM 手术系统，保持直肠低压充气状态，在腔镜和双目镜下手术操作。首先距肿瘤边缘约 1cm 用针形电刀电灼标记切缘线，然后沿着标记线用针形电刀切开黏膜层及黏膜下层，再使用 5mm 超声刀（强生公司）行黏膜下切除直至完整切下病灶，切缘距肿瘤约 0.5～1cm。取出标本，创面严密止血，用 3-0 可吸收线在腔内行创面连续缝合，两端分别用钛夹和银夹固定，缝合满意。清点器械、敷料无误后，退出直肠镜，手术结束。患者麻醉清醒后安返病房。

病理检查、术后疗效观察及随访结果：

（1）病理检查：术后将直肠病变标本平展，用多枚大头针固定在一小块自制聚乙烯泡沫上，经中性福尔马林溶液浸泡处理后立即送检行病理检查。术后病理回报：直肠绒毛腺管状腺瘤，各切缘未见病变（图 14-2）。

（2）术后疗效观察：术后严密观察生命体征，有无血便，注意排气、排便及肛门括约功能，有无腹部的异常症状和体征。患者诉有肛周疼痛，予以对症治疗。患者恢复良好，

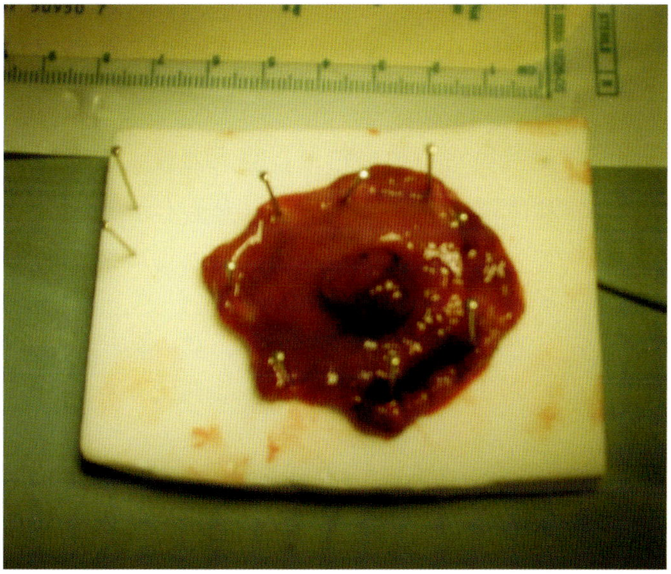

图 14-2　直肠绒毛腺管状腺瘤行 TEM 切除后标本

术后第一天排气，第二天进流食，逐渐过渡到半流食。无手术相关并发症发生，顺利出院。

（3）随访结果：手术后 3 个月和 6 个月通过门诊随访两次，肛门指诊未发现肿瘤局部复发。患者手术后恢复良好，体重增加，肛门不适感消失，排便、排气功能正常，无肛门失禁。

病例 2

患者男性，73 岁，主诉“便血 10 个月，大便变细 5 个月”。患者 10 个月前无明显诱因出现便后鲜血症状，不与大便混合，当地医院诊断“内痔”予保守治疗。5 个月前患者自觉大便较以前变细，于入院前一周在当地医院门诊行结肠镜检查发现距离肛门 7cm 处可见一枚息肉样肿物，约 2.0cm × 1.8cm，表面呈分叶状，有糜烂。既往有高血压病史。入我院后完善各项检查，血清肿瘤标志物 CEA、CA19-9 均正常，复查结肠镜并行息肉电切术，因肿物为宽基底且体积较大，因此电切后有少量基底组织残存。术后病理诊断为直肠绒毛腺管状腺瘤，伴部分腺上皮中 - 重度不典型增生。决定再次行经肛门内镜下直肠腺瘤残灶切除术（TEM）。

操作细节：患者取右侧卧位，肛门内镜放置成功后，在距离肛缘 6 ~ 7cm 处直肠后壁发现一处黏膜溃疡，其表面充血水肿，直径约 1cm。其余直肠未发现异常。在距离溃疡边缘 1cm 处用电刀标记切除线，从病灶的右下方切开至直肠壁全层，沿切除线完整切除病灶。用 3-0 可吸收线连续缝合直肠创面。

病理检查、术后疗效观察及随访结果：

（1）病理检查：术后将直肠病变标本平展固定，经中性甲醛溶液浸泡处理后立即送检行病理检查。术后病理回报：直肠黏膜可见糜烂及肉芽组织形成，肉芽周边部分上皮有轻度不典型增生，切缘干净。

（2）术后疗效观察：术后严密观察生命体征，有无血便，注意排气、排便及肛门括约功能，有无腹部的异常症状和体征。病人恢复良好，无手术相关并发症发生，顺利出院。

（3）随访结果：手术后门诊随访1年，肛门指诊未发现肿物局部复发。患者手术后排便、排气功能正常，无肛门失禁。

病例3

患者女性，35岁，主诉“直肠息肉电切术后5年，发现直肠肿物4个月”。患者5年前因排便不畅门诊就诊，行结肠镜检查时发现距离肛缘4～5cm处黏膜隆起，呈串珠样，约占1/2肠腔，予以电切。术后病理为直肠增生性息肉。4个月前排便不畅症状再次出现，到门诊就诊复查结肠镜提示距离肛缘6～8cm处可见2～3cm隆起性病变，表面分叶状，质地软。活检病理提示为直肠增生性息肉。但患者焦虑不安，积极要求手术，遂收入院。既往体健。入院后积极术前准备，决定行经肛门内镜下直肠肿物切除术（TEM）。

操作细节：患者取俯卧位，肛门内镜放置成功后，发现距离肛门6～7cm处直肠前壁有两处病灶。一处呈条索状横行走向，长2～3cm，表面光滑，在其上方1.5cm处另有一枚带蒂息肉，直径约0.5cm。余直肠未见异常。先从距离大息肉边缘1cm处用针形电刀标记出切除线，向下方切至直肠全层，并沿切除线将息肉完整切除。用3-0可吸收线连续缝合创面。提起较小息肉，从蒂部用超声刀予以切除，创面缝合。

病理检查、术后疗效观察及随访结果：

（1）病理检查：术后立即将切除标本平展固定，中性甲醛溶液浸泡处理后送检行病理检查。术后病理回报：（两处）直肠增生性息肉，切缘干净。

（2）术后疗效观察：术后严密观察生命体征，有无血便，注意排气、排便及肛门括约功能，有无腹部的异常症状和体征。病人恢复良好，无手术相关并发症发生，顺利出院。

（3）随访结果：手术后门诊随访1年，肛门指诊未发现肿物局部复发。患者手术后排便、排气功能正常，无肛门失禁。原排便不畅症状消失。

三、讨论

直肠腺瘤一旦获得病理诊断，均应及时予以去除。根据腺瘤的大小、部位、数目，有无癌变等情况，去除的方法有所不同。

对于带蒂腺瘤，经内镜摘除腺瘤是首选方法，可对直径2cm以下的有蒂腺瘤进行圈套电灼切除术。对有蒂腺瘤套摘后，需注意基底部有无出血，并要注意基底部是否有残留。

广基腺瘤的处理应视大小和部位区别对待。<1cm的广基腺瘤癌变可能极小，可一期咬取活组织做病理检查后电灼切除，并严密随访观察。对1.0~2.0cm的广基腺瘤，宜先作活组织检查，确定非恶性性质后，二期予以切除。切除方法包括经内镜下电灼切除、经肛门切除、经肛门内镜下切除及开腹手术。如广基腺瘤>2.0cm，必须先作活组织检查，明确病变性质后再决定手术方式。

绒毛状腺瘤的处理较管状腺瘤应更谨慎，因为绒毛状腺瘤具有两大特征，一是腺瘤基底部与正常黏膜的分界不明显，容易残留、复发；二是癌变率高。根据上述特点，对直肠绒毛状腺瘤应尽量完整切整个腺瘤，包括周围0.5~1.0cm正常黏膜，作整块切除活检。

关于切除方法，内镜下电灼切除适合于任何距离的直肠腺瘤，但适应证范围较窄，仅适于直径不超过2cm的带蒂腺瘤；对于广基腺瘤要格外谨慎，避免基底部残留、肿瘤复发。对距离肛缘5cm以内的腺瘤，可考虑行经肛门肿物切除术。但是对于距离肛缘5cm以上的腺瘤，手术显露往往很困难。虽然有学者认为距离肛缘8cm以内均可考虑行经肛门肿物切除，但是对于肿物体积较大者，其下缘距离肛门一旦超过5cm，手术难度就明显增加，而且术后复发率也增加。

随着近年来相关手术器械的开发，一种相对较新、经内镜即能完成切除、止血、缝合等系列操作的微创外科技术诞生，并逐渐被认可，这就是经肛门内镜下微创手术（TEM）。它的出现改变了直肠肿瘤，特别是良性肿瘤的治疗模式及手术效果。以往对于距离肛缘8cm以上的直肠腺瘤，外科医生往往会觉得非常尴尬，因为经肛门切除无法显露，内镜下电灼又有肿瘤残留的风险，而开腹手术对患者来说无疑是一种巨大的痛苦。TEM手术的诞生彻底改变了这种尴尬的局面。

使用TEM技术治疗直肠腺瘤时应注意以下情况。

（1）手术前必须明确病变的性质。目前良性直肠腺瘤是TEM的绝对适应证，而对于腺瘤恶变尚有争议。在T_1期直肠癌中约有9%的病例存在淋巴结转移，因此手术前必须了解腹、盆腔淋巴结及远处脏器是否存在转移。而在T_2期直肠癌，淋巴结转移率可高达25%，且局部复发风险明显增加，因此尚不推荐T_2期及以上直肠癌行TEM手术或其他形式的局部切除术。

（2）TEM治疗直肠腺瘤时必须保证切缘干净，基底部无肿瘤残留。要求切缘距离肿瘤边缘至少0.5~1.0cm，可行黏膜下切除或全层切除，要尽量保证整块切除。

（3）手术后严密随访。因直肠腺瘤、尤其是绒毛状腺瘤局部复发率较高，因此要在手术后采取严密随访，随访方法及时限同其他直肠肿瘤。

（4）若TEM手术后石蜡病理提示为恶性肿瘤，则应根据相应病变累及深度（T分期）

决定下一步处理方案。具体可参见《NCCN 结直肠癌诊治指南》及本书第十三章“目前的争议和展望”。

（吴文铭　邱辉忠）

参考文献

[1] 吴阶平，裘法祖主编．黄家驷外科学．第6版．北京：人民卫生出版社，2005，1121－1125.

[2] 杜如昱，王杉，汪建平主译．结肠与直肠外科学．北京：人民卫生出版社，2002，629－661.

[3] 林国乐，蒙家兴，邱辉忠．经肛门内镜显微手术．中华胃肠外科杂志，2006，9:366－369.

[4] Zieren J, Paul M, Menenakos C, et al. Transanal endoscopic microsurgery (TEM) vs. radical surgery (RS) in the treatment of rectal cancer: indications, limitations, prospectives. A review. Acta Gastroenterol Belg, 2007, 70 (4):374－380.

[5] Doornebosch PG, Gosselink MP, Neijenhuis PA. Impact of transanal endoscopic microsurgery on functional outcome and quality of life. Int J Colorectal Dis, 2008, 23:709－713.

[6] Luigi Z, Giovanni F, Francesco C, et al. Preoperative staging of patients with rectal tumors suitable for transanal endoscopic microsurgery (TEM): comparison of endorectal ultrasound and histopathologic findings. Surg Endosc, 2009, 23:1384－1389.

[7] Doornebosch PG, Tollenaar RA, De Graaf EJ. Is the increasing role of Transanal Endoscopic Microsurgery in curation for T1 rectal cancer justified? A systematic review. Acta Oncol, 2009, 48:343－353.

[8] Bretagnol F, Merrie, A, George B, et al. Local excision of rectal tumors by transanal endoscopic microsurgery. Br J Surg, 2007, 94:627－633.

[9] Hurlstone DP, Saunders DS, Cross SS, et al. A prospective analysis of extended endoscopic mucosal resection for large rectal Villous adenomas: an alternative technique to transanal endoscopic microsurgery. Colorectal Dis, 2005, 7:339－344.

[10] Whitehouse PA, Tilney HS, Armitage JN, et al. Transanal endoscopic microsurgery: risk factors for local recurrence of benign rectal adenomas. Colorectal Dis, 2006, 9:795－799.

第二节　直肠类癌

一、引言

近年来由于普遍使用结肠镜检查，直肠类癌的发病率有明显增加趋势。直肠类癌是一种具有恶性潜能的肿瘤，肿瘤大小与疾病预后有明显关系。迄今为止，手术切除是直肠类癌唯一能够治愈的方法。手术方式的选择既求完整、完全切除，又要争取保留肛门功能，这对外科医生而言是具有挑战性的。

TEM 集内镜、腹腔镜和微创手术三种技术特点于一身，微创、显露良好、切除精确，能切除较高部位的直肠肿瘤，并能获取高质量的肿瘤标本，与传统的局部切除术比较具有明显的优势。因此，TEM 为适合局部切除的直肠类癌患者提供了理想的术式选择。

二、病例

患者，女性，44 岁。因“反复右下腹疼痛 6 个月，外院发现直肠类癌 10 天”于 2007 年 4 月入院。患者于入院前 6 个月无明显诱因出现右下腹疼痛，为胀痛，可忍受。无明确加重及缓解因素。无反射痛、发热、呕吐、腹泻、大便习惯改变等。同时自觉右下腹鸡蛋大小包块突出，按压后消失。包块出现与引起腹压增大因素无关。入院前 20 天至其他医院就诊，行腹部 CT 发现：胆囊多发结石、胆囊炎症；胰腺体尾部增大。盆腔 CT 发现：子宫及右侧附件可见密度不均软组织影，与子宫及附件分辨不清，部分与直肠右壁无法分清，且局部突入直肠内。诊断为：盆腔占位，子宫、右附件病变，直肠病变性质待定，盆腔少量积液。盆腹 B 超示：胆囊多发结石。再进行结肠镜检查时发现：进镜 9cm 直肠后壁可见一球形隆起，广基无蒂。活检病理示：类癌。自行肠镜检查后，右下腹疼痛加重，大便出现黏液，大便次数增加至 3 ~ 4 次/日。病程中无发热、恶心、呕吐、便血、黑便等。为手术治疗入我院。查体：心肺未见明显异常。腹部平软，未见肠型及胃肠蠕动波。左下腹及右下腹轻度压痛，无反跳痛及肌紧张。右下腹触及一 4cm × 5cm 实性包块，活动度差。左下腹可扪及一条索状物。肝、脾肋下未触及。Murphy’s 征（ - ）。肝区叩痛（ - ），肾区无叩痛，移动性浊音（ - ），肠鸣音无异常。直肠指诊（膝胸位）：肛周见外痔，进指 8cm 于1 ~ 2 点位置扪及一直径 0.5 ~ 1cm 大小质硬肿物，表面光滑，活动度可，有疼痛。退出指套未见鲜红血迹。患者入院后积极完善各项常规化验检查后，在全麻下行经肛门内镜微创手术——直肠类癌切除术（TEM）。

三、操作细节

麻醉成功后，患者取膀胱截石位，常规络合碘术区皮肤灭菌，铺无菌巾。予以轻柔扩肛后，经肛门插入直肠镜，连接冷光源在直视下观察，见直肠类癌残灶位于直肠后壁，距肛缘7～8cm，直径约0.8cm，呈“火山口”状，调整直肠镜的位置并妥善固定。决定行直肠类癌残灶局部切除术。妥善连接并调试TEM手术系统，保持直肠低压充气（CO_2）状态（约1.47kPa），在腔镜和双目镜下手术操作。先距病灶边缘约1cm用针形电刀电灼标记切缘，然后沿着标记线用针形电刀行全层切除直至完整切下病灶，切缘距肿瘤约0.5～1cm。取出标本，创面严密止血，用3-0可吸收线在腔内行创面连续缝合，两端分别用钛夹和银夹固定，缝合满意。清点器械、敷料无误后，退出直肠镜。术毕。手术顺利，术中出血约5ml，未输血，术后将直肠病变标本平展，用大头针将周边固定于泡沫塑料后常规送病理检查，患者麻醉清醒后安返病房。

四、病理检查、术后疗效观察及随访结果

（一）病理检查

切下的肿瘤标本自直肠镜取出后将周边平展，用多枚大头针固定在一小块聚乙烯泡沫上，经甲醛溶液处理后立即送检作精确的病理分期（图14-3），如此处理的标本经切片后可以较准确地判断肿瘤浸润肠壁的深度、切缘的距离等。

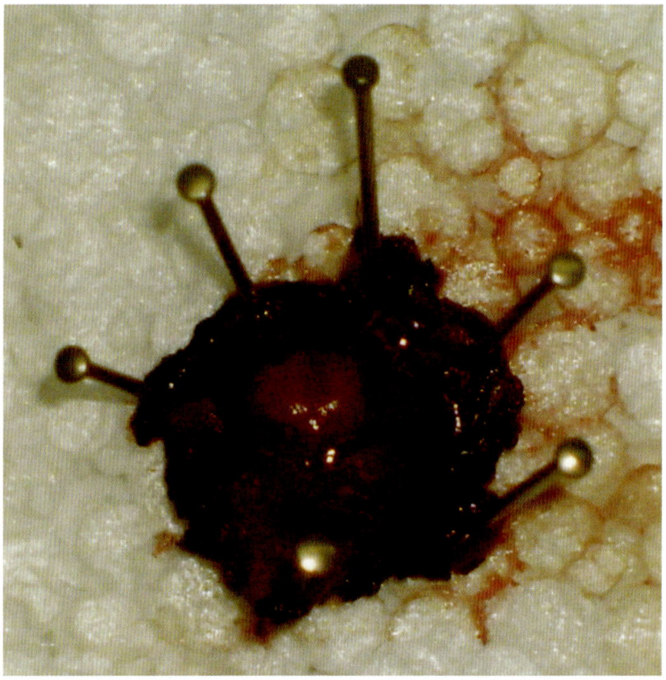

图14-3　直肠类癌行TEM切除后标本

（二）术后疗效观察

术后严密观察有无并发症发生，注意排气、排便及肛门括约功能，有无便血以及腹部的异常症状和体征。术后予以对症治疗，病人恢复良好，一般情况可，术后第一天肠道排气、排便，第二天进流食，逐渐过渡到半流食。术后未发生并发症，于术后三天康复出院。术后病理示：直肠类癌，切缘净。

（三）随访结果

所有患者出院后都应进行随访。随访的目标包括：监测疾病复发或治疗相关并发症所致的功能紊乱；评估营养状态，治疗营养问题；为患者和家属提供心理支持和合理的医疗措施。随访通过监测症状、体征和实施辅助检查来完成。随访的频率为治疗后 2 年内每 3 个月一次；第 3 年至第 5 年每 6 个月一次。我们曾在 3 年内采用 TEM 技术陆续对 18 例直肠类癌患者进行了手术治疗，所有患者均获得随访，平均随访时间为 18 个月，随访期间均无肿瘤局部复发。

五、讨论

（一）直肠类癌的临床病理特点与诊断

直肠类癌发病率较低，Caldarola 等曾报告在 20 年间行 2 500 次直肠镜检查，仅发现 1 例直肠类癌。国内报道发病率为 0.02%，占所有直肠肿瘤的 1.3%。发病年龄多在 40 岁以上，50 ~ 79 岁为发病高峰，男性稍多于女性。直肠类癌的临床病理有其特殊性，肿瘤一般较小（大多数直径 <1cm），90% 以上位于距肛缘上 4 ~ 8cm 的直肠前壁和侧壁，临床上常无症状，直肠指检常可扪及直肠壁硬结，活动、无压痛。直肠类癌的内镜下表现为，直肠黏膜下硬结，表面光滑，呈灰白色或褐黄色，与周围黏膜界限清楚；肿瘤继续生长可突破黏膜层，外观呈火山口样。多数直肠类癌无类癌综合征表现，当肿瘤长大、浸润周围组织时，患者出现便血、便秘、腹泻、疼痛、里急后重、肛门瘙痒等症状。晚期亦如腺癌一样，发生淋巴结转移和肝转移。直肠类癌症状隐匿，貌似良性，生长缓慢，但 15% 的病例可有淋巴结、肝或其他部位转移，是一种有潜在恶性的肿瘤。临床医生如无诊断类癌的警惕性，常会漏诊、误诊或掉以轻心，视为良性肉芽组织或息肉，从而延误病情。

直肠类癌临床上难以诊断，只有通过活检病理才能确诊。由于肿瘤较小时，往往位于黏膜下，咬取活检不容易取到肿瘤组织，所以常需切除活检。单从组织病理检查无法判断其良、恶性，所以病理科医生与外科医生共同配合，根据肿瘤的生长行为、临床表现，才可能断定其恶性程度。直肠类癌良、恶性的判断可根据肿瘤大小、是否浸润肌层、单发抑或多发、有无临床症状等 4 个方面决定。其中肌层浸润是恶性的重要指标，肿瘤 >2cm 又有肌层浸润时，转移率可达 90%。问题在于活检能否获得肿瘤基底和肌层，常规的咬取活检难以达到目的，所以术前可以应用 EUS 或超声肠镜检查，以协助了解肿瘤是否浸润肌层。

（二）TEM 治疗直肠类癌的优越性

合理选择直肠类癌的手术方式应综合考虑类癌的具体部位、大小，以及术前活检的病理结果，对于疑诊恶性的病例还应考虑肿瘤浸润肠壁的深度。在各种局部切除术中，传统的经肛门切除术最常被外科医生采用来治疗直肠类癌。但由于该手术方式术野暴露欠佳，肿瘤又位于黏膜下，单凭肉眼和手感难以判断肿瘤安全切缘，以致容易发生类癌残留。TEM 是一种治疗直肠肿瘤相对较新的、经内镜即能完成切除、止血、缝合等系列操作的微创外科技术。TEM 集内镜、腹腔镜和微创手术三种技术特点于一身，微创、显露良好、切除精确，能切除较高部位的直肠肿瘤，并能获取高质量的肿瘤标本，与传统的局部切除术比较具有明显的优势。本治疗组曾采用 TEM 陆续治疗 18 例直肠类癌均获成功，术后均未发生并发症或肿瘤局部复发。

（林国乐）

参 考 文 献

[1] 万德森．低位直肠类癌的外科治疗．中国实用外科杂志，2005，25（3）：143－144.

[2] 邱辉忠，朱预，唐伟松．大肠类癌（附 19 例分析）．北京医学，1994，16（4）：328－331.

[3] Memon MA，Nelson H．Gastrointestinal carcinoid tumors-current management strategies．Dis Colon Rectum，1997，40（9）：1101－1118.

[4] Caldarola VT，Jackman RJ，Moertel CG，et al．Carcinoid tumors of the rectum．Am J Surg，1964，107（6）：844－849.

[5] 姚鎏琳，单光圻．直肠类癌 60 例的临床治疗．中华肿瘤杂志，1992，14（3）：216－217.

[6] Maeda K，Maruta M，Utsumi T，et al．Minimally invasive transanal surgery for localized rectal carcinoid tumors．Tech Colop roctol，2002，6（1）：33－36.

[7] Nagai T，Torishima R，Nakashima H，et al．Saline-assisted endoscopic resection of rectal carcinoids：cap aspiration method versus simple snare resection．Endoscopy，2004，36（3）：202－205.

[8] 邱辉忠，林国乐，吴斌，等．120 例直肠疾病患者经肛门括约肌路径手术的临床疗效．中华胃肠外科杂志，2006，9（2）：114－116.

[9] Qiu HZ，Lin GL，Xiao Y，et al．The use of posterior trans-sphincteric approach in surgery of the rectum：a Chinese 16-year experience．World Journal of Surgery，2008，32（8）：1776－1782.

[10] 林国乐，蒙家兴，邱辉忠．经肛门内镜显微手术．中华胃肠外科杂志，2006，9：366－369.

[11] Lin GL，Meng WCS，Lau PYY，et al．Local resection for early rectal tumours：comparative study on transanal endoscopic microsurgery（TEM）versus posterior trans-sphincteric approach（Mason's Operation）．Asian J Surg，2006，29：227－232.

第三节 直肠胃肠道间质瘤

一、引言

目前认为胃肠道间质瘤（GIST）是起源于消化道或腹腔的、KIT（CD117）表达阳性的间叶源性肿瘤，可以分布于整个胃肠道，最常见于胃和小肠，发生于结直肠者约占5%。直肠GIST以手术治疗为主，肿物<2cm者可选择局部切除，TEM手术本身的优点使得其在直肠GIST的局部切除手术中占据一定的地位。

二、病例

病例1

患者，男性，27岁，间断便后出血伴疼痛2周入院。患者2周前解干燥大便后肛门排鲜血便约10ml，伴肛周明显疼痛；之后每于大便干燥时就会出现上述症状，但便血量渐少；无肛门坠胀感，无里急后重及排便不尽感，大便形状无改变。既往体健，为行手术治疗入院。直肠指诊：胸膝位，进指5cm于前壁可扪及一枚大小1.2cm×2.0cm不规则结节，质硬不活动，压痛明显，退指手套无血染。直肠超声：直肠前侧壁，距肛门5cm处可见低回声，大小约1.8cm×1.1cm，内部回声欠均，可见强回声，浆膜层中强回声完整，表面光滑，内部可见少许血流，考虑GIST可能性大。完善各项辅助检查，在全麻下行TEM术，病灶位于距肛门缘4～5cm的直肠前壁，其最大直径约为2cm，病灶位于黏膜下，不规则圆形。在距肿瘤边缘约1cm以外用针形电刀电灼出切除标志线，在肿瘤的右下加深切口至直肠外脂肪，然后沿标志线逐渐扩大切除，换用超声刀做切除器械继续扩大切除范围，直至将包括肿瘤在内的整块肠壁完整切除（图14-4）。用3-0可吸收线作直肠创面的连续缝合，缝合满意，创面无渗血。术后恢复顺利，术后第三天出院。术后病理：胃肠道间质瘤（大小1.5cm×1cm×1cm，核分裂2个/50HPF，极低复发危险），断端未见病变；免疫组化：CD34（+）、CD117（-）、SMA（-）、Desmin（-）、S-100（-），Ki67 index约3%。门诊随诊18个月无复发与转移。

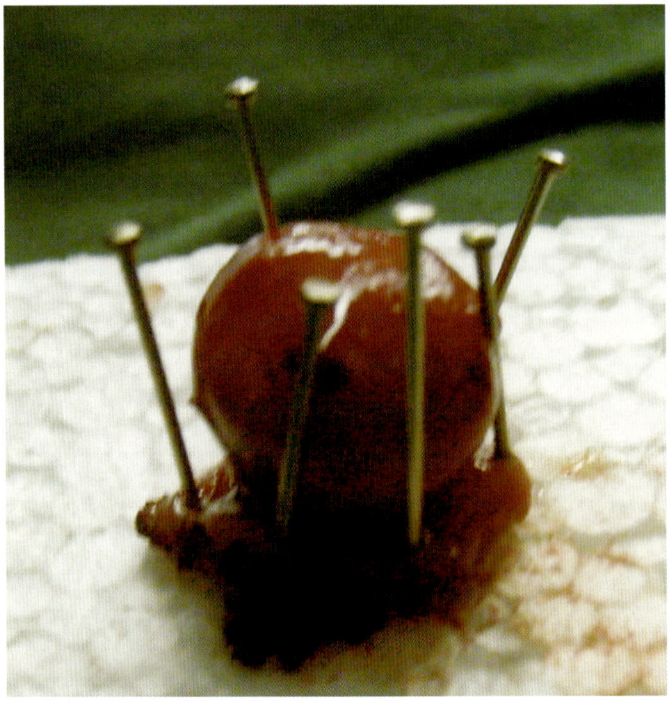

图 14-4　直肠间质瘤（GIST）行 TEM 切除后标本

病例 2

患者，男性，39 岁，查体发现直肠肿物 5 个月。患者 5 个月前查体发现直肠肿物，无肛门坠胀感，无里急后重及排便不尽感，大便形状无改变。既往体健，为行手术治疗入院。直肠指诊：胸膝位，距肛缘 4cm 于 6 点位置可扪及 1cm×1cm 大小肿物，质中，退指指套未见血染。结肠镜检查示：①全结肠未见异常；②痔疮。直肠超声：直肠前壁距肛门 4cm 处黏膜层可见低回声，大小约 1.0cm×0.8cm，内部回声均，表面光滑，周边可见少许血流，肠壁各层回声完整。完善各项辅助检查，在全麻下行 TEM 术。麻醉成功后，患者取俯卧位，常规络合碘术区皮肤灭菌，铺无菌巾，予以轻柔扩肛后，经肛门插入直肠镜，见肿物位于直肠前壁，距肛缘 5～6cm，直径约 1.5cm，黏膜面光滑，肿物位于黏膜下，调整直肠镜的位置并妥善固定。决定行直肠肿物局部切除术。先距肿瘤边缘约 1cm 用针形电刀电灼标记边缘，然后用针形电刀行全层切除，直至完整切下肿瘤，边缘距肿瘤 0.5～1cm。取出标本，创面严密止血，用 3-0 可吸收线在腔内行创面连续缝合，缝合满意。清点器械、敷料无误后，退出直肠镜，术毕。手术顺利，术中出血约 10ml，未输血，患者麻醉清醒后安返病房。术后恢复顺利出院。术后病理：胃肠间质肿瘤（大小 1.2cm×1.2cm×0.5cm，极低复发潜能），免疫组化：CD34（+），CD117（+）、SMA（灶性+）、Desmin（-）。

门诊随诊28个月无复发与转移。

三、讨论

胃肠道间质瘤（gastrointestinal stromal tumors，GIST）是胃肠道最常见的间叶细胞肿瘤，可以分布于整个胃肠道，是胃肠道最为常见的非上皮源性肿瘤，具有与胃肠道典型平滑肌肿瘤和神经纤维瘤不同的特点。胃间质瘤的概念于1983年由Mazur和Clark提出，指一类既无施万细胞免疫组化特点，又无平滑肌细胞超微结构的胃非上皮细胞性肿瘤。1998年Hirota等发现GIST存在c-Kit原癌基因突变，使得其在基因起源上加以分类。GIST最常见于胃（占60%~70%），发生于结直肠者约5%。不同部位起源的GIST在临床特点、手术治疗及预后等方面均有不同，因此有必要分别研究。正确认识直肠间质瘤的临床诊断和治疗特点有助于提高直肠间质瘤的诊治水平。

（一）直肠GIST的临床表现

直肠GIST患者男女性别差异不明显，年龄可发生于27~70岁，中位年龄60岁。其临床症状与肿瘤的大小有关，体积较小者常无症状，多于体检时无意中发现。肿瘤较大者可凸向直肠腔引起排便困难、便形改变、便次增多等症状；当肿物累及黏膜时可表现为便血。值得注意的是，直肠GIST好发于中下段直肠。北京协和医院外科报道16例均位于距肛缘5cm以内的低位直肠，韩国Baik等报道7例直肠GIST中6例距肛缘5cm以内，香港Li等报道6例亦均位于中下段直肠，万远廉等报道16例直肠GIST距肛缘距离为2~13cm，平均为4cm，其中位于直肠上段1例，中段1例，下段14例。因此，直肠指诊对直肠GIST的早期检出是一个不可忽视的检查方法，肿物较小时指诊表现为直肠黏膜下结节，与直肠类癌及炎性结节等难以区分。

直肠GIST侵袭性较弱，故可生长到较大体积，对周围脏器的影响也多为推挤移位，但也有文献报告10%~40%的肿块会浸润周围组织。直肠GIST转移的主要部位是肝脏，其次是骨和肺，淋巴结转移少见。

直肠腔内超声可明确肿物大小及受累层次，对直肠GIST的诊断有较大的价值。盆、腹腔CT检查，有助于判断肿瘤的大小及有无侵犯邻近脏器（如前列腺、阴道等），同时注意有无肝转移。肿物较大时，经肛镜或直肠腔内超声引导下行诊断性穿刺，活检病理及免疫组化检查有助于明确诊断。

直肠间质瘤的诊断必须通过病理诊断。直肠间质瘤的细胞形态分为梭形细胞型、上皮样细胞型和混合型，梭形细胞型最为多见，约占90%以上。但是，单纯从形态上无法区分直肠GIST和平滑肌来源肿瘤、神经鞘瘤等，要确定诊断，免疫组织化学检测是必需的。最具有诊断价值的是CD117表达阳性。CD117阳性表达和光镜下的细胞特征是诊断GIST最主要的依据。CD34表达阳性对于诊断非常有益。

（二）TEM 在直肠 GIST 治疗中的应用

直肠 GIST 以手术治疗为主，手术方式主要取决于肿瘤距肛门的距离、肿瘤大小，以及肿瘤和周围器官的关系。直肠 GIST 侵袭性较弱，不存在沿着肠壁浸润的问题，而且很少发生淋巴结转移，故只要完整切除肿瘤、切缘阴性就达到了手术的目的。因此，对于直径较小的肿瘤可选择局部切除。局部切除须确保完整切除，并有一定的安全切缘，减少术后复发的机会，一般认为直肠 GIST 局部切除的范围应是距肿瘤缘 1cm 以外的整块肠壁。通常采用的直肠肿物局部切除术，如经骶部的直肠肿物切除术（Kraske 手术）、经肛门括约肌的直肠肿物切除术（Mason 手术）和经肛门的直肠肿物切除术均有这样或那样的不足，治疗效果难如人意。TEM 是一种集内镜、腹腔镜和微创手术 3 种先进技术于一身的新手术，与上述传统的直肠肿物局部切除术相比，TEM 具有优良的术野显露和宽敞的操作空间，从而为肿瘤的彻底完整切除，并最终获得良好的肿瘤学疗效创造了极好的条件。而微创效果使其在手术出血量、术后快速康复、术后止痛剂的使用等方面比传统手术具有明显的优势。TEM 手术没有手术切口，从而可以避免 Mason 手术等经后路切开局部切除手术发生切口感染及直肠皮肤瘘等并发症风险，其良好的术野显露完全可以达到其他手术的效果。

肿物 <2cm、且突出黏膜表面可见的，可选择经肛门内镜微创手术（TEM）行全层完整切除。TEM 手术本身的优点使得手术范围扩展到距肛缘 20cm。直肠 GIST 的 TEM 手术应注意以下几点：

（1）对于直径较小的直肠 GIST，由于其位于黏膜下，术前及术中肿物应明确定位。

（2）切除时应保证安全切缘，并作全层切除。

（3）术中应避免肿物破损，降低术后复发风险。

直肠 GIST 术后应长期定期随访，根据术后病理的复发危险度分级，对于高复发风险者可考虑使用伊马替尼（格列卫）辅助治疗。

（吴　斌）

参 考 文 献

[1] Rubin BP. Gastrointestinal stromal tumours: an update. Histopathology, 2006, 48 (1): 83 - 96.

[2] Miettinen M, Sarlomo-Rikala M, Lasota J. Gastrointestinal stromal tumors: recent advances in understanding of their biology. Hum Pathol, 1999, 30 (10): 1213 - 1220.

[3] Hirota S, Isozaki K, Moriyama Y, et al. Gain-of-function mutations of c-kit in human gastrointestinal stromal tumors. Science, 1998, 279: 577 - 580.

[4] Miettinen M, Furlong M, Sarlomo-Rikala M, et al. Gastrointestinal stromal tumors, intramural leiomyomas and leiomyosarcomas in the rectum and anus: a clinicopathological immunohistochemical and molecular genetic study of

144 cases. Am J Surg Pathol, 2001, 25 (9): 1121 - 1133.
[5] 吴斌, 邱辉忠, 肖毅, 等. 直肠间质瘤 16 例临床诊治分析. 中国肿瘤临床与康复, 2009, 16 (4): 367 - 371.
[6] Baik SH, Kim NK, Lee CH, et al. Gastrointestinal stromal tumor of the rectum: an analysis of seven cases. Surg Today, 2007, 37 (6): 455 - 459.
[7] Li JC, Ng SS, Lo AW, et al. Outcome of radical excision of anorectal gastrointestinal stromal tumors in Hong Kong Chinese patients. Indian J Gastroenterol, 2007, 26 (1): 33 - 35.
[8] 万远廉, 汤坚强, 柳萍, 等. 直肠间质瘤 16 例临床病理分析. 中华外科杂志, 2004, 42 (15): 897 - 900.
[9] Hassan I, You YN, Dozois EJ, et al. Clinical, pathologic, and immunohistochemical characteristics of gastrointestinal stromal tumors of the colon and rectum: implications for surgical management and adjuvant therapies. Dis Colon Rectum. 2006, 49 (5): 609 - 615.

第四节　TEM 治疗早期直肠癌

一、引言

直肠癌治疗方式的选择在很大程度上取决于肿瘤的 TNM 分期，其中浸润深度和区域淋巴结状况具有决定性意义，而且这两种因素之间又相互关联。对于直肠腺癌，不同的 T 分期（浸润深度）与淋巴结受累状况在文献报道中不尽相同，但是我们可以看出随着 T 分期的增加，区域淋巴结的转移率越高，T_1 期的淋巴结转移率为 0 ~ 12%，T_2 期为 12% ~ 28%，T_3 期则可高达 36% ~ 79%；而这些肿瘤在局部切除之后的局部复发率分别为 T_1 期 11% ~ 29%，T_2 期 26% ~ 62%，T_3 期则 >40%。由此我们可以看出，直肠癌在局部切除手术之后的局部复发率均明显高于经腹进行区域淋巴清扫的根治性手术，因此，长期以来人们在选择局部切除治疗直肠癌时都持谨慎态度。在相关临床研究结果分析中，不论是早期文献的回顾性分析，还是近期的随机对照研究，其结果不尽相同，存在争议。

早期直肠癌往往指 T_1 ~ T_2 期肿瘤，相对而言，人们习惯将 T_3 ~ T_4 期，或淋巴结阳性的肿瘤称为进展期肿瘤。对于进展期直肠癌，根治性切除毋庸置疑是最佳的手术方式，但是对于低位的早期直肠癌，传统的根治性手术往往意味着肛门功能的永久丧失，或者较多的手术并发症，可直接影响患者的生活质量。而局部切除术在保留肛门、减少手术并发症等方面具有不言而喻的优势，这也是人们不断改进手术方式和治疗模式的动力所在，希望能使局部切除术达到根治性手术的效果。

二、病例

患者女性，53 岁，主诉因“便血近 2 周”入院。主要表现为大便带血，无黄疸、咯血等。于 2010-07-20 就诊于外院行肠镜检查：距肛门 5cm 处可见一乳头状息肉，基底部较宽，大小0.8cm×0.9cm。活检病理：腺癌Ⅰ级。发病以来精神、睡眠、食欲尚可。体重无明显变化。既往史：高血压病史10余年，最高180/100 mmHg，现规律服用吲达帕胺片（寿比山）1片qd，血压控制尚可。一年前曾出现室性早搏，未服药治疗，目前无不适。余无殊。体格检查：全身浅表淋巴结未及肿大，腹软，全腹无压痛、反跳痛，未扪及明显包块。肠鸣音可，直肠指诊（胸膝位）：进指4cm在9点方向可及一直径约1cm质韧肿物，活动可，无压痛，退指后指套无染血。辅助检查同前，考虑直肠癌诊断明确，大小0.8cm×0.9cm，入院后行直肠超声：T_1N_0。T_1期直肠癌可以行局部切除术，但是极少数T_1期直肠癌存在淋巴结转移，存在局部复发风险，与患者及家属交代后，于2010-08-03全麻下行经肛门内镜手术早期直肠癌局部切除（TEM术），手术顺利，无出血，术后患者恢复良好。

三、操作细节

从手术方式来看，全层切除以及切缘>1cm是直肠癌局部切除的基本要求，其手术方式以经肛门入路的局部切除为主，近20年来随着微创技术的发展，经肛门内镜下的微创手术（transanal endoscopic microsurgery，TEM）技术得到了迅速开展，它将经肛门入路的传统手术适合范围从肛缘上方6~8cm以内扩展至距肛缘15~20cm的距离，大大扩展了适应人群。

针形电刀拟定切除的范围，在肿瘤的边缘提起直肠黏膜，沿电刀的标志线用5mm超声刀或针形电刀行直肠全层切除，直达肠壁外的脂肪组织，在完整切除肿瘤及其周边适当的肠壁后，最后将标本展平，并用大头针固定在纸板上（图14-5），防止因甲醛固定后造成的组织卷曲、皱缩，降低病理切片质量，给正确判断肿瘤的T分期和切缘带来负面影响。对于残留的肠壁残腔，可采用全层缝合。

四、讨论

决定局部切除手术疗效和接受程度的关键是术后局部复发率和远期存活率。自2000年以来，较多的资料显示经肛门局部切除术（transanal excision，TAE）治疗T_1期病例时具有较高的局部复发率，在17%~29%，而根治性切除复发率仅0~5%。TEM手术的局部复发率类似于TAE，约13%。在纽约肿瘤中心（memorial sloan kettering cancer center，MSKCC）的一项单中心T_1期直肠癌研究中，151例患者接受TAE手术，168例接受根治性手术。随访5年后显示，全组的总复发率为12%，其中TAE组为23%，根治手术组为6%；再比较术后局部复发率，TAE组为15%，根治手术组为3%；两组的远处转移率也相差明显，分别为12%和3%。在该中心后来的一项报道中，对接受外科手术的282例T_1期直肠癌患者进行分析，其中TAE 137例，根治性手术145例，所有患者未接受术前放、化疗。随访7

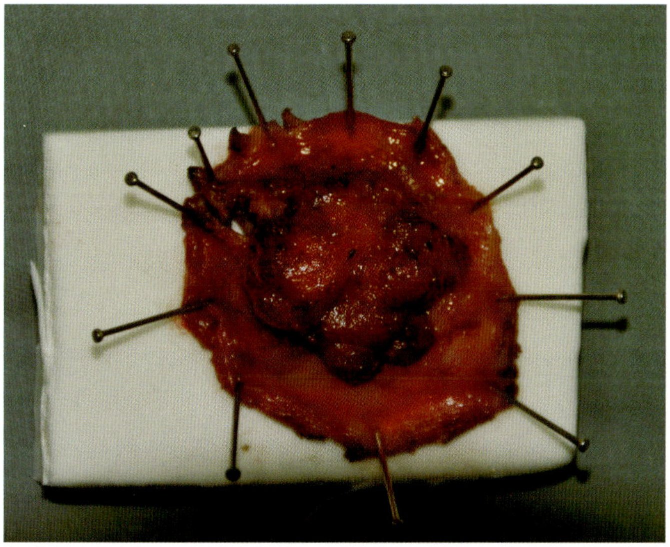

图 14-5 早期直肠癌行 TEM 切除后标本

年后发现，TAE 手术组的肿瘤相关死亡率明显高于根治性手术组（17% *vs.* 6%），而且根治性手术组中淋巴结转移率为 20%。因此，作者认为 TAE 仅适合于经腹手术禁忌者，或者患者在了解 TAE 劣势情况下仍强烈要求保功能手术者。

综上所述，直肠癌的局部切除虽然可以在很大程度上保留患者的肛门和排便功能，但同根治性手术相比，它牺牲的却是患者的长期存活率。如何选择合适的患者、把握正确的手术指征，如何同时满足医患双方的要求，这是一个具有挑战性的决定。

由于局部切除无法进行区域淋巴结的清扫，转移的淋巴结将是术后局部复发或远处转移的根源所在。根据《NCCN 结直肠癌诊治指南》，目前得到广泛认可适用局部切除的直肠癌为 $T_1N_0M_0$ 期，而且对同时存在下列高危因素的病例亦建议行根治性手术，如：切缘阳性或不足；肿瘤分化程度差；组织学分级为 G1 或 G2；肿瘤大小超过 3～4cm；肠周存在血管、淋巴，或神经浸润等。

术前分期在早期直肠癌的治疗中显得尤其重要，准确的分期决定了正确的手术方式。在直肠癌的术前评估中，我们需要了解肿瘤的浸润深度、与周围的关系、区域淋巴结的受累情况，以及是否存在远处转移等。评估手段包括直肠超声、CT、MRI 等，直肠指检已被取代。从肿瘤的 T 分期来看，直肠腔内超声（EUS）的准确率约在 85%～95%，CT 的准确率在 79%～94%，对于相对早期、浸润较浅的肿瘤，由于空间分辨率和对比稍差，准确率相对较低，适合于局部进展期的肿瘤。随着直肠腔内线圈的应用，直肠 MRI 在 T 分期的准确率得到提高，与 CT 相似，可达 71%～91%。直肠超声的 N 分期准确率在 70%～75%；CT 扫描的准确率为 54%～70%，多用于判断远处转移灶；MRI 的准确率为 39%～95%，随着分辨率的提高，其准确率也不断提高。综合而言，术前判断肿瘤 T 分期的准确性高于 N 分期，在方法选择上，直肠腔内超声在 T 分期判定上具有良好的效价比，而 MRI 在 N 分期、环周切缘的判定上具有明显优势的准确率。

近年来，新辅助治疗（即术前采用的联合放、化疗），已为越来越多的医生所接受，虽然在延长总生存率方面还没有取得突破性的进展，但是，已经有大量的循证医学证据证实，新辅助治疗在降低术后局部复发率、降低肿瘤分期、降低肿瘤环周切缘阳性率、提高保肛率等方面还是取得了良好的效果。鉴于这样的临床疗效，目前多对于 T_{3-4}Nany 或 TanyN+、距肛缘 10cm 以内、没有远处脏器转移的直肠腺癌患者实施新辅助治疗。

对于早期直肠癌，虽然目前不主张对其实施新辅助治疗，但对此类患者如具有强烈的保肛愿望，能否通过辅助化疗或放疗得以实现，目前还没有更多的研究结果加以证实。Kim 在 2001 年对 T_2～T_3 期直肠癌患者进行了回顾性分析，有 26 例经过术前联合放、化疗的患者接受局部切除手术，他们在治疗前的分期评估为 $T_{2-3}N_{0-1}$，其中有 9 例为部分缓解，2 例在局部切除之后又改行 Miles 手术，7 例仅行局部切除的患者中有 1 例复发；另有 17 例为完全病理缓解的患者（65%）在接受局部切除术后没有复发，因此作者认为当 T_{2-3}期的直肠癌患者在接受放、化疗并获得完全缓解之后可以只行局部切除术。在 Lezoche 的研究中，有 100 例 $T_{2-3}N_0$ 期的直肠癌患者在盆腔放疗之后接受了局部切除，他们在治疗前的临床分期为 T_2 期 54 例、T_3 期 46 例，手术后的病理分期为完全缓解 T_0 期 1 例、只发现微小残留病灶 T_1mic15 例、T_2 期 54 例、T_3 期 19 例。在术后平均 55 个月的随访中，局部复发率和远处转移率分别为 5% 和 2%。

鉴于新辅助治疗在肿瘤降期方面的有效作用，能否对进展期直肠癌降期至 $T_{0-1}N_0$ 的病例实施局部切除，目前虽然还没有充分的循证医学证据，但从现有的回顾性分析结果中，我们还是可以看出肯定性的结论。因此，在实际工作中，如果有这样的患者，不适合局部切除而又具有强烈的保肛愿望，我们不妨先采取新辅助治疗，再判定是否局部切除的治疗模式。

（肖　毅）

参 考 文 献

[1] Chang AJ, Nahas CS, Araujo SE, et al. Early Rectal Cancer: Local Excision or Radical Surgery? J Surg Educ, 2008, 65:67-72.

[2] Bentrem DJ, Okabe S, Wong WD, et al. Adenocarcinoma of the rectum: transanal excision or radical surgery? Ann Surg, 2005, 242:472-477.

[3] Madbouly KM, Remzi FH, Erkek BA, et al. Recurrence after transanal excision of T1 rectal cancer: should we be concerned? Dis Colon Rectum, 2005, 48:711-719; discussion 719-721.

[4] Paty PB, Nash GM, Baron P, et al. Long-term results of local excision for rectal cancer. Ann Surg, 2002, 236: 522 - 529; discussion 529 - 530.

[5] Endreseth BH, Myrvold HE, Romundstad P, et al. Transanal excision vs. major surgery for T1 rectal cancer. Dis Colon Rectum, 2005, 48: 1380 - 1388.

[6] Ganai S, Kanumuri P, Rao RS, et al. Local recurrence after transanal endoscopic microsurgery for rectal polyps and early cancers. Ann Surg Oncol, 2006, 13: 547 - 556.

[7] Nash GM, Weiser MR, Guillem JG, et al. Long-Term Survival After Transanal Excision of T1 Rectal Cancer. Dis Colon Rectum, 2009, 52 (4): 577 - 582.

[8] Kim CJ, Yeatman TJ, Coppola D, et al. Local excision of T2 and T3 rectal cancers after downstaging chemoradiation. Ann Surg, 2001, 234: 352 - 358.

[9] Lezoche E, Guerrieri M, Paganini AM, et al. Long-term results in patients with T2-3 N0 distal rectal cancer undergoing radiotherapy before transanal endoscopic microsurgery. Br J Surg, 2005, 92: 1546 - 1552.

附录：TEM 治疗结直肠癌指南（试行稿）

TEM 治疗结直肠癌本质上仍是一种肿瘤的局部切除术，其适应证主要是早期的结直肠癌，故建议在术前组织包括病理科、消化内科、超声科和放射科等在内的各学科医师共同参与术前的各种检查和评估，以选择合适的病例。

一、TEM 治疗结直肠癌的适应证

1. Tis 期结直肠癌。
2. T_1 期的结直肠癌（高中分化，无血管、淋巴管浸润或神经浸润）。
3. T_2 期结直肠癌经过新辅助治疗后降期者。
4. 肿瘤位于距肛缘 5～20cm 以内，肿瘤直径≤3cm。
5. 术前影像学检查未提示肠周或盆腔淋巴结有转移的证据。
6. 出于以姑息性为治疗目的的某些进展期结直肠癌。

二、TEM 的手术禁忌证

1. 未经辅助治疗的进展期结直肠癌（出于姑息性治疗为目的者除外）。
2. 大剂量盆腔放疗后不足 2 周。
3. 同时伴有炎性肠病者。
4. 伴有直肠静脉曲张和无法纠正的出血性疾病。
5. 各种原因导致的肛管直肠狭窄。

三、TEM 术前的评估和准备

1. 对老年患者在术前应检查和评估其肛门的括约功能。
2. 肛门指检、肠镜检查（记录肿瘤的部位）和病灶的活组织病理检查。
3. 以钟点形式记录肿瘤在结直肠内的方位。
4. 结直肠腔内的 B 超或超声肠镜检查和或盆腔的 MRI 检查。
5. 肠道准备和预防性抗生素的使用可同常规结直肠手术。

四、麻醉和体位

1. 对俯卧位患者宜采用全身麻醉。

2. 对采取其他卧姿的患者可采用全麻或椎管内麻醉。

3. 根据癌在结直肠内的方位（前壁或后壁等）选择合适的手术体位。

4. 原则上将癌灶置于术野的下方。

五、TEM 的操作程序

1. 常规消毒铺巾，轻柔扩肛至两指宽后插入长度适合的直肠镜。

2. 找到病灶后将直肠镜固定在手术床上，盖上直肠镜的后面板。

3. 从后面板上插入立体视镜和腹腔镜头，准确连接配套装置的各种管线和接头，将肠腔内的 CO_2 气压调至 12 ~ 15mmHg。

4. 根据手术需要插入各种专用手术器械进行手术操作。

六、TEM 术中注意事项

1. 手术开始前可用电刀在肿瘤四周电灼出拟切除边界线，恶性肿瘤应距肿瘤缘外 10mm。

2. 为方便手术，操作时宜遵循从右向左、由浅入深、由远及近原则。

3. 准确鉴别解剖层次，避免损伤直肠周围的组织器官如阴道后壁、前列腺和后尿道等。

4. 对位于腹膜返折以上的直肠癌和结肠癌行 TEM 时应警惕切穿肠壁进入盆、腹腔，并作好相应的补救工作。

5. 直肠创面的修复应遵循横向行进的缝合方式，以避免术后肠腔狭窄。

6. 将切下标本的周边展平，并用大头针固定在泡沫塑料板上，以便于病理科医生作肿瘤切缘的评估等检查。

七、术后处理

1. 术后宜早期下床活动，24h 后可拔除尿管、进流质饮食。

2. 一般情况下经 72h 观察无并发症发生即可出院。

3. 因术前分期失误，术后病理证实为 T_2 期结直肠癌者或 T_1 期癌具有复发高危因素者（切缘阳性、淋巴管血管浸润、分化差）应建议患者再次行根治性切除术或行包括化疗、放疗等综合性治疗。

八、术后随访

1. 随访目标：监测疾病复发或治疗相关并发症，以及所致的功能障碍等，为患者和家属提供心理支持和合理的医疗措施。

2. 随访方式：通过监测患者的症状和体征，实施某些辅助检查来完成。

3. 随访频率：术后两年之内每2个月一次，术后第3年到第5年每6个月一次。

（邱辉忠　林国乐）